生活醫館 139

腦排毒飲食法

腦科醫生推薦的7天實踐食譜，幫你驅除腦霧，防健忘、抗失智，喚醒大腦防禦力

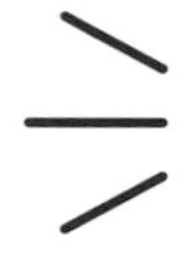

脳の毒を
出す食事

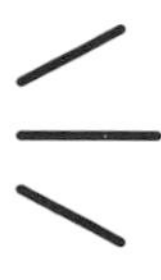

30年失智症研究·腦部醫學權威
白澤卓二
&
料理研究者兼營養師
小田真規子

高秋雅——譯

高寶書版集團

前言
現代人的大腦累積著毒素！這是看腦部影像就能明白的事實

大家看到《腦排毒飲食法》這個書名有什麼想法呢？想必有人會驚訝，「欸？我的大腦也有累積毒素嗎？」遺憾的是，現代人的腦中堆滿了毒素。這是看腦部影像就能明白的事實。而且，即使腦中累積的毒素不會馬上發展成疾病，也會使大腦變得難以發揮原本功能。

大腦作為人體的中樞，被一堵堅固的牆壁嚴密保護著，不讓異物進入，這是你我都知道的常識。然而，二〇一九年竟有一篇論文表示在阿茲海默症患者的腦內發現牙周病的致病菌（牙齦卟啉單胞菌），為醫學界帶來巨大的衝擊。這代表大腦的保護並不是銅牆鐵壁，即使是極小的缝隙，也可能讓有毒物質侵入。

阿茲海默症患者的大腦與正常大腦影像的區別

阿茲海默症患者的大腦逐漸萎縮變小，乙型澱粉樣蛋白沉積，神經細胞內產生濤蛋白（又稱 Tau 蛋白），知覺、思考、隨意動作、記憶等大腦高階機能都受到不良影響。相較之下，正常大腦的體積大且飽滿，找不到任何乙型澱粉樣蛋白和濤蛋白。

正常的大腦

重度
阿茲海默症
的大腦

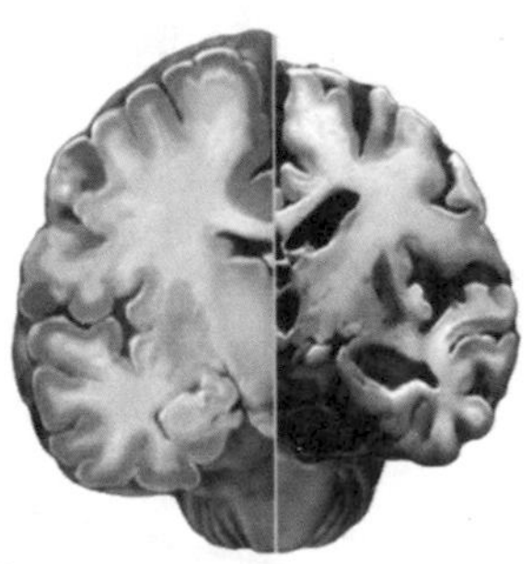

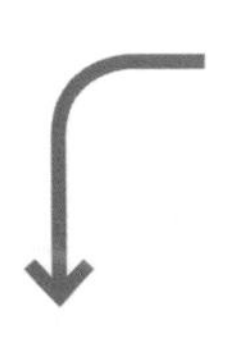

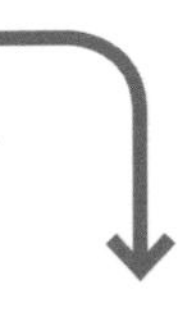

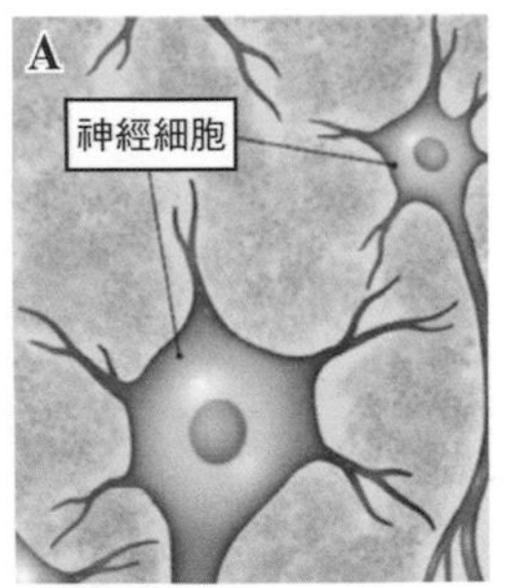

沒有發現乙型澱粉樣蛋白和變異的濤蛋白

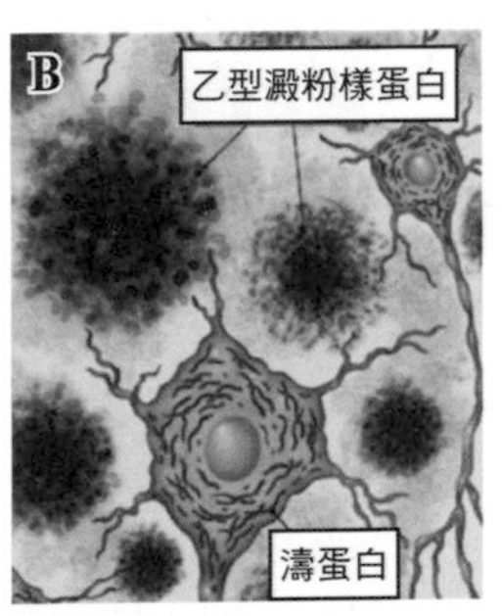

乙型澱粉樣蛋白沉積，神經細胞內產生濤蛋白

阿茲海默症是大腦毒素引起的最嚴重疾病之一。由我負責監修，在日本也成為暢銷書的《終結阿茲海默症：第一個實證可預防、逆轉認知退化的療程》的作者，也就是國際知名的阿茲海默症等神經退化性疾病專家——戴爾・布萊迪森博士，在書中指出導致毒素侵入大腦的三個因素：

1 發炎（感染、飲食或其他原因所導致）
2 營養不足（輔助營養素、荷爾蒙、其他腦部所需的營養）
3 毒素（金屬和黴菌等微生物產生的生物毒素等）

目前尚未查明阿茲海默症的直接成因，但只要某種毒物進入大腦，為了與之戰鬥，名為乙型澱粉樣蛋白的物質就會沉積在腦中，造成濤蛋白的產生，引起神經細胞功能障礙。

改變飲食可以減少大腦的毒素

以大腦會積存毒素為前提，若能清除過去累積的毒素，盡可能不讓新的毒素進入大腦，我們就能避免腦部功能的失調和疾病，尤其是阿茲海默症。而這件事是可以透過改變飲食來實現的。

把改變飲食寫成文字很簡單，但要改變長年以來的飲食習慣，實際上可能很難。我自己現在每天都在實踐排出大腦毒素的飲食，這個方法也是在我持續研究健康長壽的過程中，將遇到的各種飲食方法一點一點地進行調整所累積下來的成果。

我探索飲食方法長達二十年的歷史。多虧這個方法，即使是六十多歲的現在，我的體型也和以前一樣沒什麼改變。從早上睜開眼睛到晚上就寢為止，大腦都在全力運轉著，我每週會和墨西哥醫生用英語開幾次會，經營的有機農場也在不斷擴大中，每年都會舉辦抗老化訓練營，開設附加照護的養老設施，夢想一個接一個地實現。改變飲食不僅能讓身體健康，還能讓頭腦清醒，讓人有動力去實踐自己想做的事情。

長壽和健康必定是一體的

我們現在正面對新型冠狀病毒帶來的改變，不得不採取新的生活方式。待在家裡的時間變多了，無法外食，得在家中用餐，想必不少人的飲食習慣都因此發生很大的變化。有人深切感受到，疾病是人活著最大的恐懼，也有人想提高免疫力戰勝病毒。想必其中也有人「被迫」得到一段自由時間，得以好好思考自己的將來吧。

在公眾健康的層面上，至今沒有特效藥的新型冠狀病毒確實是一種威脅。不過換個角度來看，對於放任大腦積滿毒素，導致認知功能衰退的現代人來說，這正是一個重新思考如何在歲數增長的同時，仍讓大腦和身體保持健康狀態的最好機會。

我長期從事健康和長壽的研究，我始終堅信「長壽和健康必定是一體的」。我強烈建議，最晚也要從大腦機能開始衰退的四十多歲開始，將腦排毒飲食法納入日常生活中。即使是記憶力越來越差的五十多歲，或是被診斷為認知功能低下的七十多歲、八十多歲，只要能排出大腦的毒素，身體狀態就一定會有好的轉變，所以千萬不要放棄。擇日不如撞日，請從今天開始進行大腦排毒。腦排毒飲食法才是使大腦維持良好運作，擺脫失智症和慢性病等健康威脅的有效手段。

目錄

CONTENTS

大腦排毒食物列表……98

目錄

CONTENTS

第三天

第四天

目錄

CONTENTS

第四章　幫助排出大腦毒素的習慣

第一章

清除大腦毒素，變得健康長壽

01 「健忘」是認知功能下降的信號

我認為「健忘」是表示認知機能低下的訊號。「昨天的午餐吃了什麼來著？」從四十歲左右開始，不知不覺就想不起來昨天發生的事。「那部電視劇的主角很帥耶！個子高，輪廓又立體，可是想不起來他叫什麼名字！」「啊～你說那個演員，名字是叫……叫什麼來著？」和人說話的時候是不是也開始出現這種記憶力大挑戰了呢？這其實是失智症的初期症狀，不過，我想大多數情況下都是以「年紀大了就會這樣」作結。會因為健忘跑醫院的人應該不多吧，即使接受（除了我以外的）醫師的診察，也是被醫師斷言「只是單純記性變差而已，不是失智症，請不用擔心」就回家了吧。

但是，只要大腦的認知功能還維持和年輕時一樣的運作能力，人的記性並不會變差。當你覺得自己越來越健忘，就已經站在失智症的門口了。記憶力差的人不一定會得失智症，但大腦的認知功能確實正在下降。

❖當周圍的人都覺得明顯不對勁的時候，已經是末期中的末期

如果是有健忘的情形，是可以期待透過「腦排毒飲食法」達到改善的效果。但若只看作是年齡增加造成的現象而放任不管，病情就會以緩慢的速度繼續發展，在二十到三十年後出現失智症末期的症狀。

以目前的日本來說，當認知功能下降到需要他人照顧的程度時，才會被診斷為失智症和接受照護服務。如果還可以勉強靠自己一個人生活，則會被診斷為阿茲海默症前期「輕度認知障礙（MCI）」。但這個時期實際上已經出現失智症狀，所以我認為MCI實際上就是失智症的末期。而當家人和周圍的人都覺得明顯不對勁的時候，已經是末期中的末期。

02 從最新的失智症治療法中，學習防止認知功能下降的方法

手術、抗癌劑、先進醫療技術等，針對癌症的治療方法每一天都在進步。心臟病、心肌梗塞、腦梗塞等突發性疾病也是，只要能即時處置，就可以挽救生命，預後也有飛躍性的改善。然而，在失智症患者數量不斷增加的同時，目前仍沒有突破性的治療方法。

大腦中的乙型澱粉樣蛋白沉積，使神經細胞受損並導致認知功能下降，這是目前已知的失智症機制。諸多藥廠著眼於此，多年來致力研發抗乙型澱粉樣蛋白沉積藥物，但皆以失敗告終，至今尚無治療失智症的特效藥。

❖大腦的三大威脅——發炎、營養不足、毒素

針對這種情況，橫空出世的書《終結阿茲海默症：第一個實證可預防、逆轉認知退化的療程》（ソシム出版）日文版是由我監修。該書作者，美國加州大學戴爾．布萊迪森博士提倡的嶄新治療法——「ReCODE 療法」。

如前所述，布萊迪森博士是阿茲海默症等神經退化性疾病的世界權威。他透過長達三十年的研究發現，如果大腦持續受到「發炎」、「營養不足」、「毒素」等三種威脅，乙型澱粉樣蛋白就會過度增加，破壞神經細胞，損害認知功能。

如果這三種威脅的出現會導致大腦累積乙型澱粉樣蛋白，那麼反過來說，只要沒有這三種威脅，就不會有乙型澱粉樣蛋白過剩的問題。戴爾．布萊迪森博士便是基於這個想法，開始提倡「ReCODE 療法」。

為了防止大腦認知功能衰退，最重要的是消除阿茲海默症的元兇，也就是這三大威脅。

03 為什麼大腦會累積毒素？

❖大腦是向全身發出指令的重要場所

調節體溫，將心臟的跳動保持在一定的頻率內，以及為了吸收全身所需的氧氣而自然呼吸，都是因為大腦掌握了全身的狀態，二十四小時維持自動運轉。

身體內的所有器官能維持不間斷地工作，還有調節並使各種荷爾蒙保持平衡，這些都是大腦的功勞。無論是指尖的輕微動作，還是身體的大幅度活動，一切都是有大腦發出的指令才得以完成。

我們眼前所見到的事物、聽到的聲音、聞到的氣味、嚐到的味道，還有皮膚接觸到東西就會有反應，一切都是由大腦來感受。

如此重要的大腦，擁有體內其他器官都沒有的特殊構造——血腦障壁（Blood Brain Barrier）。這是為了不讓毒素、病毒、細菌等入侵大腦。血腦障壁就像是為了保護大腦而經常巡邏的檢疫官，反覆篩選與大腦相連的血管內血液，完成各種過濾條件，成為只讓大腦需要成分通過的防護屏障。

這層防護非常嚴密，正常情況下，只有葡萄糖、酮體等極少數的物質才能穿過屏障，送到大腦。

❖身體的指揮中心開始累積毒素的話，會變得怎麼樣？

即使是在這樣的嚴密戒備下，也會有偶然進入，或是惡意入侵大腦的毒素。

大腦堆積了多少毒素，取決於每個人的生活環境、習慣、食物等差異，所以因人而異。雖這麼說，現代人的大腦中確實存在著毒素。身體的指揮中心一旦開始累積毒素，健康自然會遭受損害。

04 大腦堆積毒素的話，身體會發生什麼事？

毒素累積在大腦裡會發生什麼事？影響最大的就是記憶力和思考力吧。走進廚房想要做點什麼，卻又想不起來自己原本要做什麼。看書或看報紙的時候，很難看懂上面寫的內容。你是否也有這種經驗呢？其實上了年紀聽力變差，也是大腦出了問題。

大腦內的毒素，是經過長年累月一點一滴的累積侵蝕，不是在某一天突然發生大面積的損傷。不過，毒素確實會在不自覺的情況下侵蝕我們的身體。

❖ 對糖尿病的相關影響

另外，像是和糖尿病有關的荷爾蒙胰島素，雌激素、雄激素等性荷爾蒙，還有生長激素、甲狀腺素等各種荷爾蒙，都是在大腦的指令下分泌的。將維持生命活動不可或缺的荷爾蒙維持在一定濃度，這樣的縝密工作都是由大腦來執行。

❖對高血壓、高血脂症的相關影響

高血壓和高血脂症等慢性病也會受到大腦毒素的影響。例如身體的疼痛和僵硬，難以活動、總是覺得很累；明明檢查一切正常，卻有腹痛和嚴重便秘的問題；沒有喝酒，肝功能指數卻不好等等。各種原因不明的身體不適也可能是大腦毒素造成的。

毒素堆積在大腦，代表大腦無法在正常狀態下工作。只要大腦有異常狀況，什麼時候在身體的任何地方發生問題都不奇怪。

05 阿茲海默症是由大腦毒素所造成

即使患者眾多，至今仍沒有能治癒阿茲海默症的特效藥。目前已知阿茲海默症是由乙型澱粉樣蛋白沉積在腦內所造成，但原因尚未查明。

著眼於此的，正是前述戴爾．布萊迪森博士的研究團隊。布萊迪森博士等人發現，乙型澱粉樣蛋白在腦內沉積，其實是大腦的正常防禦反應。

❖用來保護身體的功能，卻破壞了大腦

用更具體的方式來說，假如大腦因為毒素的侵入、營養不足、或是發炎等情形受到不良影響，乙型澱粉樣蛋白就會為了保護大腦而聚集起來。

若只是保護大腦倒是還好，但是乙型澱粉樣蛋白過度增加的話，反而會破壞腦神經的健康。身體機能得到保護的同時，認知機能反而下降了，這不是很諷刺嗎？

「行蹤不明的患者，經搜索後在距離十公里外的地區找到人。」阿茲海默症的患者經常會發生這樣的情況。這是因為有不少患者即使認知功能已經衰退，身體依然保持一定程度的行動能力。就某種意義來說，這是乙型澱粉樣蛋白為了維持生命而活躍的結果。

不是只有高齡者的大腦會發生乙型澱粉樣蛋白沉積。只要腦中存在長期累積的毒素，為了維持生命，無關年齡，任何人的大腦都會聚集乙型澱粉樣蛋白，而乙型澱粉樣蛋白增加過多就會引發失智症……。

總之，為了大腦的健康，只要不讓乙型澱粉樣蛋白聚集就可以了。因此，排出已經積存的毒素，同時不讓新的毒素進來是很重要的。

06 大腦的毒素是從哪裡進來的？

大腦的毒素會透過口腔、鼻子、眼睛和皮膚侵入體內。

從口腔攝取的食物中含有的毒素，從鼻子吸入的空氣中含有的毒素，或者經由黏膜和皮膚入侵的病原菌和毒素，全部會透過血管運送到全身。正如前文所述，一直以來，人們都認為人體的控制中心——大腦被一道銅牆鐵壁保護著。流向大腦的血液會被全副武裝的過濾器過濾，即使循環全身的血液中含有毒素，也會被擋下來，只有安全的血液才能到達大腦。

然而，我們卻可以在大腦中找到引起牙周病的致命病菌「牙齦卟啉單胞菌」。這個令人震驚的事實，讓我們目睹大腦的防護絕不是毫無安全死角。在這之前，人們都認為即使體內含有毒素，大腦也是安全的，不會有什麼問題。但是牙周病菌能夠侵入腦內，就代表我們無法完全否定其他的毒素有穿透大腦防護關卡的可能性。

為了保護大腦和身體，我們現在能做的就是儘量不讓毒素進入身體，不要增加會對身體造成不良影響的細菌。

符合的項目越多，風險越高

- □有在抽菸或電子菸
- □正在服藥
- □有牙周病
- □曾接受植牙治療
- □常吃丼飯和麵類
- □不容易出汗
- □容易腹帳、腹瀉等腸胃不適
- □經常喝酒
- □曾接受全身麻醉
- □曾補過蛀牙
- □經常外食、吃加工食品
- □常吃零食、餅乾和蛋糕
- □容易便秘
- □家裡、公司、汽車有股霉味

❖先來了解生活周遭的毒素入侵途徑吧！

從口腔進入的，是經由口腔黏膜、胃、小腸、大腸。從口鼻吸入的空氣，是經由呼吸道。從眼睛進入的，是經由黏膜。也有經由皮膚進入體內，稱為「經皮毒」的毒物。也許你很難相信毒素會穿透皮膚進入人體，但這都是真的。

接著來介紹一下周遭毒素的入侵途徑吧。

飲食中應該注意的毒素是？

平時選擇食物和飲料時，你是以什麼為標準呢？味道？卡路里？營養成分？雖然根據目的，標準也會有所不同，但為了減少體內積存的毒素，重要的是確認加工食品的製造工序，還有蔬菜、水果、肉、蛋、魚貝類的生長方式。

首先最需要注意的，是加工食品的添加物。雖然說考量到物流配送，也是有無可奈何的一面，但烹調好的加工食品基本上都有使用防腐劑，光看標籤就知道裡面加了非常多的添加物。儘管其中也有使用天然材料製成的添加物，但多數都是化學成分，對身體來說是有害的。

再來要提到農產品。為了培育出賣相更出色的蔬菜水果，種植的過程中會用到殺蟲劑。從國外進口的商品中，為了避免在運輸過程中發霉，也會額外添加含有防霉劑的產品。在這之前，其實作物生長的田地一般都有使用除草劑和化學肥料。假如栽培的土壤中含有毒素，那再怎麼仔細清洗都是洗不掉的。

家畜類的話，有時飼主會提供混有荷爾蒙劑的飼料，讓家畜在短時間內快速成長。若是在狹小的空間內大量飼養，為了預防家畜在惡劣環境下生病，也會給予殺蟲劑和抗生素。

醫藥品和保健食品中應該注意的毒素是？

首先請大家知道，醫藥品對身體來說是異物（也就是毒物）。像是：抑制劇痛、降低高燒、停止急劇擴散的發炎症狀、施行手術必須麻醉等，有非常多的場合需要用到醫藥品。事實上，醫藥品無疑也是毒素的侵入途徑之一。

另外，多數人都不知道的是，為了讓人體更好地吸收藥效成分，醫藥品其實加了許多添加物。由於人體的細胞被脂質構成的細胞膜包裹著，所以才需要用添加物製成容易溶解細胞膜的脂溶性藥物。

但是，脂溶性的成分並不會在肝臟中解毒，而是透過脂質的代謝途徑，運送到包括大腦在內的全身細胞。也會出現一直沒被解毒、始終積存在脂肪組織裡的情況。

被歸類在營養輔助食品的藥丸、飲料、膠囊等保健食品，也有使用添加物。保健食品的添加物，雖然設定了比醫藥品還要更嚴格的標準，但是為了讓味道順口、形狀容易吞嚥、具有良好的保存性，大多時候會添加各式各樣的添加物。

化妝品中應該注意的毒素是？

護膚用的化妝水、乳液，還有化妝用的口紅和眼影、眼線筆，這些化妝品中多半都會添加防腐劑。一般人不會把化妝品放在冰箱保存吧？因此，為了在一定的時間內保持化妝品的穩定，防腐劑是不可缺少的。而且，讓口紅和眼影更顯色的色素，大多是由石油製成的焦油色素。口紅會在吃飯的時候和食物一起被吃進身體，如果眼線畫在眼睛黏膜的邊緣，毒素就會從黏膜侵入。

還記得大約十年前左右，有兩千多人使用某塊洗臉皂，結果出現嚴重過敏的事件嗎？由於過敏原會從皮膚和黏膜侵入，光是洗臉就可能會造成過敏。不只是洗臉皂，護膚品和粉底液，還有使用二氧化鈦和氧化鋅、含有紫外線吸收劑的防曬乳也需要注意。

洗髮精和護髮乳也是一樣，慎重選擇才是明智之舉。原本純粹的肥皂是固體的，但因為固體狀態用起來不方便，所以使用合成界面活性劑，將肥皂做成液體和糊狀。長期使用界面活性劑，會破壞皮膚原有的保護屏障，一旦失去防護，毒素就容易趁隙而入。除此之外，還會添加防腐劑、色素、香料等各式各樣的東西。如果仔細看一下標籤，大概會被一長串不知道是什麼東西的材料嚇到吧。

牙膏容易從口腔黏膜吸收，使用頻率也高，應該最先重新審視。一般來說，預防蛀牙、牙齒美白、預防牙周病等，越是高機能的產品，含有的化學物質也越多。

呼吸時應該注意的毒素是？

一旦吸入髒空氣，毒素就會和空氣一起侵入體內。空氣中懸浮著肉眼看不見的污染物，其粒子非常微小，很容易就能到達大腦。

大家應該有在新聞上看過化學工廠的火災影像中，那種光看就覺得有毒的黑煙直衝天際的畫面吧？但即使沒有發生火災，化學工廠和廢棄物處理廠等設施排出的煙霧中，也一樣含有有害物質。

由于新型冠狀病毒的流行，全世界的大城市都放緩了經濟活動，應該有不少人看過空氣變得清新的照片吧？現代的空氣就是這麼污濁。對有花粉症的人來說，花粉也是一種毒素，而懸浮微粒的粒子比花粉還小，想必很容易就入侵體內。

另外，止汗噴霧的成分含有鋁和銀，定型噴霧、防水噴霧、殺蟲劑和防蟲噴霧中也都含有吸入後會對身體造成傷害的物質。既然瓶身上特別標註使用時要注意通風，那肯定是有毒的，建議儘量不要使用。

還有一種容易被忽略的有害物質就是黴菌。尤其是黑黴菌，吸入後會引起過敏和哮喘，甚至引發肺炎。如果你一到梅雨季節就會鼻子發炎或咳嗽，可以檢查家具後面的牆壁是否已經變黑發霉。

日用品中應該注意的毒素是？

單憑個人的力量很難防止空氣污染，但平常慣用的東西還是可以靠自己選擇，所以建議大家慎重挑選。

例如液體的洗碗精、浴室清潔劑、洗衣精。要把肥皂成分變成液體，需要把水和油等性質不同的液體混合在一起。為此，合成介面活性劑是必要的。這些東西如果徒手使用，毒素就會被皮膚吸收進體內。

另外，氯系漂白劑的揮發成分也對身體有害。實際上，房間用的除菌、抗菌噴霧和芳香劑，也都含有各式各樣的化學物質。

牙科治療和牙周病菌中應該注意的毒素是？

數據顯示，四十歲以上的日本人中約半數患有牙周病。牙周病是由細菌在口腔內繁殖所引起，一旦症狀惡化，細菌就有可能進入牙齦的毛細血管，擴散至全身。在大腦中發現的牙齦卟啉單胞菌，就是牙周病的其中一種致病菌。

以最近的治療來說，在下顎骨嵌入金屬螺絲釘的人工植牙偶爾會引發金屬過敏，手術中自不必說，假若術後也不注重衛生管理，很容易演變成牙周病。

到一九八〇年代為止，一種名為汞齊（Amalgam）的金屬，普遍被用來當作治療蛀牙的填充物，其百分之五十以上是由有毒的水銀製成。

汞齊具有很强的毒性，在歐洲的部分地區被禁止使用。雖然日本也知道汞齊的危險性，由於沒有立法禁止，現在仍有牙科會使用。治療蛀牙的時候，記得和牙醫師仔細確認是用哪一種金屬嵌體。另外，也有人會因為金屬牙冠引起金屬過敏。

07 牙周病菌也會住在大腦裡?!

口腔是我們的身體中細菌特別多的地方，其中以牙周病菌最為嚴重。最近有多項研究發現，除了牙周病之外，口腔內的細菌還會導致心臟病、動脈硬化等心血管疾病和糖尿病。

要說口腔裡的牙周病菌是如何引起疾病，那就是黏膜受傷、牙周炎等因素造成出血時，由於血管破裂，細菌便可侵入血管和血液一起循環全身，進而引發身體的各種疾病。

如同前面提到的，大腦擁有血腦障壁這種像是關卡的結構，可以防止有害物質被運送到腦中。但牙周病致病菌之一的牙齦卟啉單胞菌，卻穿過了血腦障壁到達腦內。

因此，牙周病的預防和治療不僅關係到牙齒的健康，也是關乎大腦健康的大事。希望各位能理解這件事情有多麼重要。

❖毒素會從意想不到的地方往全身擴散

另外，最近還出現一種叫做「腸漏症（Leaky Gut Syndrome）」的腸道問題。根據報告顯示，由於精神壓力和引發過敏的食品、金屬、抗生素等藥物，使腸壁出現微小的縫隙，細菌、病毒、蛋白質等物質便會滲漏到血液中。

毒素從腸壁混入血管，和血液一起在體內循環，當然也有可能到達大腦。身體的防禦機能，有時候會從意想不到的地方被破壞。

08 腎臟和肝臟是體內的解毒機器

各位知道腎臟的作用嗎？腎臟從身體吸收水分並過濾，將其分成身體必要的成分和不需要的毒素。必要的成分會停留在體內並輸送至血液中，不需要的毒素會變成尿液後被排出。因此，唯有腎臟功能正常，才能降低體內毒素持續累積的可能性。

腎臟是非常頑強的器官，但需要注意糖尿病併發症之一的糖尿病腎病變。一旦腎臟失去功能，就必須做透析治療。接受透析治療的患者中，有近半數是糖尿病併發症的患者。

肝臟除了進行解毒和代謝、膽汁生成之外，也是儲存糖原（葡萄糖）的地方。在這些作用中，值得關注的是解毒作用。分解酒精的也是肝臟，口服藥、食品添加劑、細菌等也是在肝臟中被分解。

為了不讓毒素堆積在大腦裡，我們得好好照顧這兩個解毒機器，好維持它們的運作功能。除了過度攝取酒精和藥物，食品添加物、農藥殘留、有害礦物質也會使肝臟疲憊。

❖只要毒素沒有跑進來，即使上了年紀也能完整運作

無論如何，為了讓腎臟和肝臟心情愉快地工作，減少攝入體內的毒素是很重要的。只要毒素不進入體內，負擔就會相對減少，即使年齡增長也能精神飽滿地工作。

不讓毒素進入身體↓不給腎臟和肝臟增加負擔↓可以維持解毒能力

長期保持這個迴路是很重要的。

09 腸道裡的有害菌增加，會導致氨的產生

據了解，腸道中有一千種的細菌，且數量高達一百兆個。為了維持腸道中的菌群，大量的細菌每天都在新增或死亡。我們的糞便中佔了約百分之六十的水分，以及百分之十到十五的腸壁細胞屍體、百分之十到十五的腸道細菌屍體，剩下的百分之五是吃過的食物殘渣。除此之外，還有在體內被解毒的物質和應該排出的毒素。腸道細菌可以分為益菌、害菌和伺機菌（中性細菌）三種。

益菌將腸道整頓成理想環境，害菌則會破壞腸道環境。伺機菌（中性菌）會觀察益菌和壞菌的情勢，當益菌佔優勢時，伺機菌會成為益菌的夥伴，壞菌數量增加時，就改站在壞菌這一邊，是一種像風向儀一般的細菌。

❖發酵食品是增加益菌的關鍵

壞菌會在腸內產生有害物質，引起腹瀉和便秘等問題。要說和大腦毒素有什麼關聯，最令人擔心的就是會產生傷害腸道細胞的氨。

要改善腸道環境，必須增加益菌。益菌增加，伺機菌就會來幫忙，減弱壞菌的勢力。因此，將益菌輸送到腸道是很重要的。益菌的來源，以醬菜和米糠醬菜等發酵食品為主。食用發酵食品讓益菌增加，腸內就能保持酸性，抑制壞菌的增長，排除食物中毒菌和病原菌，防止致癌腐爛物質的產生。透過食物運送來的益菌很難在腸內長期定居，所以能每天都吃一點發酵食品是比較理想的。

此外，攝取益菌的同時，促進益菌生長的寡醣和膳食纖維也是必要的，像是大豆、洋蔥、大蔥、牛蒡、蘆筍、大蒜、香蕉等食物都含有寡醣。

第二章

不讓毒素進入大腦的飲食

10 不讓毒素進入大腦的秘訣是？醣類限制的真正威力

在開始執行腦排毒飲食法之前，請大家先思考一下「不會讓毒素進入大腦的飲食」。各位當中，想必有人嘗試過用來降低血糖值和減肥的「限醣飲食」，或是更進一步的「生酮飲食」吧？其實，控制醣類的飲食，是防止毒素在大腦中堆積的有效飲食法，也是我長期都在實踐的方法。

為什麼控制醣類就可以讓大腦不會累積毒素？以下來做個解說吧。

當人體攝入的醣類量減少，就不易形成由蛋白質和醣類結合加熱產生的糖化終產物（AGEs），還能控制血糖，降低罹患阿茲海默症的風險。

糖尿病，或者在那前一步的階段，人體內用來穩定血糖值的荷爾蒙——胰島素效果變差，導致血糖異常，這個狀態被稱為「胰島素阻抗」。引起胰島素阻抗的主要原因有遺傳、肥胖、運動不足、經常吃油膩的食物以及壓力等。胰島素本來就是為了處理血液中的醣類而分泌的荷爾蒙，只要不攝取醣類，發生胰島素阻抗的可能性就會無限降低。

❖人體一天能處理的醣類只有十五公克！

話說回來，各位覺得人體一天能處理的醣類有多少呢？答案是，竟然只有十五公克！兩大匙砂糖就有十八公克了，由此可見人體一天能處理的醣類是多麼地少。

我們攝取的醣不僅只是來自砂糖。作為主食的米飯、麵包、麵類都含有大量的醣類。順帶一提，便利商店的一顆飯糰重約一百公克，醣類量則是三十八公克！光是一顆飯糰，就超過一天容許範圍的兩倍。

只吃主食就足以讓身體叫苦連天，如果再吃蛋糕、饅頭和巧克力的話……雖然說每個人的身體情況不同，不過這樣下去，引起胰島素阻抗只是時間早晚的問題。

❖每天持續吃五十公克的糙米

就像方才提到的，光吃一顆便利商店的飯糰，就攝取了超過你我身體可以處理的兩天份以上的醣類。為了不讓毒素進入大腦，必須重新看待以醣類為主食填飽肚子的常識。

於是我把白米換成糙米，每天吃五十公克左右，對患者也是推薦同樣的吃法。煮好的五十公克糙米含有約十八公克的醣類，嚴格來說已經超過容許量，但如果因過度減少米飯而感受到強大壓力，也是導致胰島素阻抗的主要原因，所以我認為這個程度比較妥當。

糙米比白米含有更多現代人缺乏的鋅、構成骨骼組織的鈣質，還有鉀。鉀能幫助鈉的排出，具有降血壓的作用。由於富含膳食纖維，所以也有不好好咀嚼就無法吞嚥的好處。為什麼說這是好處？因為多咀嚼有助於提升認知功能，促進唾液分泌，幫助消化。

但有一點需要注意。糙米是把收穫的稻穀去除稻殼而來。殘留在糙米上的咖啡色薄皮（糠層）有農藥殘留的疑慮。如果要吃糙米，請儘量選擇無農藥栽培或是低農藥栽培的產品。

❖ 穀類最好選擇沒有經過精製處理的

那麼米飯以外的醣類呢？麵包，尤其是精製處理後的小麥粉做的麵包，含醣量高，口感柔軟，不需要太多咀嚼就能吞下。烏龍麵也是，不只含醣量高，也有人咬個兩三下就咕嚕入喉。拉麵和麵線也是一樣，這些含醣量高、不用仔細咀嚼就能食用的東西，在各種意義上都是高風險的食物。

麵包和糙米也是，富含礦物質的全粒粉（由包含外層麩皮及胚芽的全麥磨製而成的麵粉）和黑麥麵包還在可以接受的範圍。想吃麵食的時候，日式蕎麥麵會是比較好的選擇。不少蕎麥麵都含有大量小麥粉，推薦外觀偏黑、富含膳食纖維和礦物質的十割蕎麥麵（又稱十割蕎麥麵、生蕎麥麵），還能品嚐蕎麥麵本來的味道。

我也不是沒有「好想吃麵包啊——」的時候，只是畢竟都已經推薦給患者了，自己也應該身體力行才對……於是，就這樣成功戒掉麵包。

❖蔬菜也含有醣類

各位知道 GI 值（Glycemic Index，升糖指數）嗎？這是表示飯後血糖上升度的指標。以攝取純醣類（葡萄糖）時的一百作為最高值，數值越小，含有的醣類就越少。

只要知道這個GI值，就可以輕鬆避開含醣量高的食物。

因為GI值列表是由多個機關審訂而成，並不是食物的營養成分，所以根據數據的不同，指標也會有所偏差。一般來說，肉和魚的數值大約為零到微量，蔬菜和大豆的數值大致都很低，葉菜類則是可以讓人放心的低數值。

這邊應該注意的是，用精白米和精白小麥粉做成的麵包和麵條，砂糖，以及使用大量砂糖做成的番茄醬等調味料，還有高糖度的蔬菜和水果，例如薯類、紅蘿蔔、白蘿蔔等根莖類，都是含糖量高的食物。

主食選擇低GI的糙米和全麥麵包、黑色蕎麥麵，配菜和點心也選擇低GI的食物，這樣就能控制一天的醣類總攝取量。

11 把對身體有害的油，換成對身體有益的油

長期以來，人們都認為「油脂有害健康，熱量高，會讓人發胖」，但這已經是過時的舊觀念。

卡路里原本是指被稱為三大營養素的蛋白質、醣類、脂質所產生的能量值，根據這三種營養素的含量來計算。各種營養素每公克的能量值（卡路里），分別是蛋白質四千卡，醣類四千卡，脂質九千卡。也就是說，和蛋白質及醣類相比，脂質會產生兩倍以上的能量。每公克脂質所含的熱量之高，正是飲食生活富裕的現代人「聞脂色變」的原因。

不過，少量的脂質就能補充能量，對於食量小的人來說是絕好的熱量來源，也是構成全身細胞的細胞膜和各種荷爾蒙、核膜等的材料。除此之外，還有促進維他

對大腦有害的油，和對大腦有益的油

◎	Omega-3 （α－亞麻酸）	亞麻仁油　紫蘇籽油 ＊含在魚類和甲殼類中的 EPA、DHA
◎	Omega-9 （油酸）	橄欖油　芥花油　芝麻油
◎	**中鏈脂肪酸**	椰子油　MCT 油
△	**飽和脂肪酸**	奶油、豬油
×	Omega-6 （亞油酸）	大豆油　粟米油
×	**反式脂肪酸**	人造奶油　起酥油

命A、D、E、K等脂溶性維生素吸收的作用。作為皮下脂肪堆存的脂質，也有抵禦寒冷保護身體的功能。如果一味地認為所有油脂都不好，可能會有脂質攝取不足的問題，必須注意。

從不製造毒素，防止大腦和身體炎症的觀點來看，近年來備受矚目的Omega-3脂肪酸、富含油酸的特級初榨橄欖油、以中鏈脂肪酸為主要成分的椰子油和MCT油（又稱中鏈脂肪酸油或中鏈三酸甘脂油），都是很好的脂質來源。

被歸類為 Omega-3 脂肪酸的脂質來源，有亞麻仁油和芝麻油含有的 α-亞麻酸，以及魚類含有的 EPA、DHA，皆有抑制炎症的作用。但由於加熱後會酸化，建議不要加熱，在生菜、豆腐或加熱好的料理加入少量的亞麻仁油和芝麻油就好。魚類含有的 Omega-3 脂肪酸，在烤或煮的過程中也會酸化，所以最好是吃生魚片。

可以從亞麻仁油、芝麻油、椰子油、MCT 油當中挑選其一，每天攝取一湯匙，並記得不要加熱。亞麻仁油會有一種特別的味道，芝麻油的味道則和魚油差不多。可以依照個人喜好區分使用。由於一開封就會氧化，除了開封後要放入冰箱保存，購買時請選擇裝在褐色或綠色的遮光瓶裡、一到兩個月就能用完的容量。

橄欖油不易氧化，含有抑制大腦炎症的橄欖油刺激醛（Oleocanthal）。富含抗氧化成分是其出色之處，即使加熱也不容易氧化，在各種日常料理中都可以輕鬆使用，容易保存。另外，因為在體內也不太會氧化，所以不易製造出有致癌危險的過氧化脂質。橄欖油有特級初榨橄欖油、純橄欖油等種類，請選擇不經任何加熱和化學處理的直送特級初榨橄欖油。

椰子油的主要成分為中鏈脂肪酸，具有不容易變成中性脂肪的特點，有助於預防肥胖。如果不習慣椰子油特有的甜味，推薦使用MCT油。MCT是英文Medium Chain Triglyceride的縮寫，就是指中鏈脂肪酸油。一天的攝取量標準是一湯匙左右。不適合加熱調理。因為無味無臭，比較不會有讓人不習慣的問題，可以淋在料理上，或是加在咖啡裡。

❖油脂成為大腦能量的機制

當我們開始減少醣類和攝取好油的飲食後，油脂會被分解成酮體，作為能量被送至大腦。如果因為限醣飲食導致體內醣類不足，以油脂為原料製成的酮體就會成為大腦的養分。尤其是百分之百中鏈脂肪酸的MCT油，能迅速地分解成酮體，為大腦提供能量。

其他還有固體型態的飽和脂肪酸，例如奶油和豬油。動物性脂肪會使血液變得黏稠，給人一種對身體不好的印象。但只要沒有大量攝取，奶油仍然是值得推薦的油，不僅含有豐富的抗氧化成分，還含有維生素A、D、E，而且沒有經過複雜的加工處理。特別推薦以乳酸菌將生乳油脂發酵做成的發酵奶油。和普通奶油相比滋味豐富，味道更好，還能調整腸道環境。豬油也含有少量的維生素。

❖要小心反式脂肪酸和 Omega-6

那麼該小心使用的油是什麼呢？就是添加烴類藥品作成的油。把液體的植物油做成固體人造奶油，還有從種子萃取植物油時用來讓溶劑揮發的高溫處理，這些過程都會產生反式脂肪酸。

反式脂肪酸被認為和心血管疾病有關，在部分國家也有被制定一日標準值。但是在這之前，添加藥品和高溫加工就已經是一個問題。為了使形狀更容易使用，以及從原料汲取最大限度的油脂，有可能因此使原料變質。除了大豆油和玉米油，製作西點麵包、餅乾、點心會用到的人造奶油和起酥油等也需要注意。

大豆油和玉米油含有大量的Omega-6脂肪酸，在體內被分解後會變成花生四烯酸（Arachidonic acid），有調節免疫系統和降血壓的作用。但是攝取過多會容易引起動脈硬化、高血壓、脂肪肝、自體免疫性疾病、過敏性疾病，必須多加留意。由於價格便宜，多用於食品加工和餐飲業，容易一不小心就攝取過多。

12 「吃烤焦的魚會得癌症」是都市傳說？蒸、燉、煮的調理方式比較保險

「吃燒焦的東西會得癌症」，還記得大概是昭和時代傳遍街頭巷尾的這句話嗎？雖然後來被認為是不可能發生的事而平息下來，但我認為這句話是真的。

食物燒焦的部分，是醣類和蛋白質因高溫烹飪而變質的產物，是肉眼可見的AGEs（糖化終產物）。除了直火料理的烤魚和烤肉把食材烤焦，用平底鍋煎炒肉類和蔬菜時變成黑色或褐色的地方，還有烙在吐司上的褐色烤痕，全都是AGEs。就連炸豬排和炸雞塊的茶色外衣也是AGEs。從高溫油炸的薯片、油炸年糕、麥茶和焙茶中也能檢測出AGEs。

❖生菜是安全的！吃生魚片要加檸檬汁

針對這個問題，想請大家考慮改用「蒸、燉、煮」的調理方式。

AGEs是醣類和蛋白質一起「高溫」烹飪而產生的。那如果是讓水沸騰的「蒸、燉、煮」，不管哪一種，最高溫度都不會超過攝氏一百度。最近，將肉類和魚類以攝氏六十度左右加熱的「低溫調理」也很受歡迎。用這種調理方式，就能防止AGEs的形成。

此外，生菜不會有AGEs的問題，但是肉類和魚類等動物性食品，即便是生的也存在著AGEs。也就是說，就連新鮮的生魚片也有AGEs，目前知道淋上檸檬汁或醋可以減少AGEs的量。

順帶一提，天婦羅雖然沒有加熱到變成褐色的程度，但是油炸本身除了會增加AGEs，還會產生反式脂肪酸。反式脂肪酸會增加壞膽固醇、使細胞膜變質，更會造成肥胖和對骨骼造成不良影響，所以避開油炸食品是明智的選擇。

13 無肉不歡的人，就選瘦肉

一般來說，大豆和玉米等穀物是市面上流通較廣的肉牛飼料。由於穀類含有大量醣分，牛隻的肥肉量會增加。也有國家為了快速培育，使用有致癌風險的生長激素。

生長激素在澳大利亞是被認可的，不過出口至日本的牛肉似乎是沒有使用。美國目前仍允許使用生長激素，出口至日本的肉也沒有限制，所以還是有風險。另外，日本也有很多牛隻是被飼養在狹窄的空間裡，為了防止集體感染疾病，可能會被施打抗生素。

另一方面，牛肉中最讓人放心的是吃新鮮牧草長大的草飼牛。在廣闊的牧草地上放牧，吃的也是牛本來就吃的牧草。牛隻食用的牧草幾乎不含醣分，所以不會增加過多脂肪，是富含維生素的瘦肉。最近除了從澳大利亞和紐西蘭進口的草飼牛之外，也能買到日本國產的了。

日本國產的豬肉和雞肉都沒有使用生長激素，但似乎仍然有在施打抗生素。畢竟一般人很難確認所有肉品的飼養方法，所以最好不要吃來路不明的肉。

❖用吃肉來改善鋅不足

話雖如此，牛肉和豬肉的瘦肉富含現代人缺乏的鋅。吃肉就是為了補充鋅，吃少量的瘦肉當作蔬菜的調味就可以了。攝取的量是每公斤體重增加一公克的蛋白質，如果體重是六十公斤的話，一天吃六十公克就夠了。例如每一百克的生牛瘦肉，含有約二十克的蛋白質。光靠吃肉仍不夠的蛋白質可以從雞蛋、小型魚、貝類、大豆製品之類的食物中補充。

14 平飼雞蛋是首選

雞肉和牛肉一樣，每隻雞都被關在無法自由活動的狹窄雞舍裡，只要負責生蛋就行。這種飼養方式培育出來的雞，毫無疑問會被施打抗生素。也就是說，這些雞生的蛋裡也混有抗生素。

各位有在醫院或牙科給醫生開過處方簽嗎？是在什麼時候開的呢？手術後？還是細菌感染的時候？手術後的抗生素是為了預防壞菌繁殖，細菌感染時的抗生素則是用來驅除細菌。

抗生素是用來殺死細菌的殺菌劑。被細菌感染的時候，能夠驅除細菌的藥物是非常寶貴的。但是抗生素不只殺死害菌，連對身體有幫助的益菌也會一起殺死。以前還有醫生會給感冒的病人開抗生素，但最近考慮到抗生素對益菌的不良影響，基本上不會因為感冒就開抗生素。應該也有知道這些資訊之後就不吃抗生素的人吧。

❖調查飼養環境和飼料，選擇自己可以接受的產品

但就算拒絕服用抗生素，還是有很多人因為吃了被打過抗生素的雞肉，或是吃了這些雞生下的蛋而吸收抗生素。最近會在蛋盒上放QR碼和網站網址的雞蛋廠商也增加了，購買的時候最好調查一下飼養環境和飼料，選擇自己能接受的產品。

更簡單的做法，就是選擇「平飼雞蛋」。所謂平飼，是指讓雞隻自由活動，不關在籠子裡的飼養方法。在歐洲各國、美國、加拿大、澳大利亞等國家，從動物福祉的角度出發，已經開始立法限制籠飼。這種想法在日本也逐漸普及，現在一般超市也能買到平飼雞蛋。

15 鮪魚一個月最多只吃兩次

日本人很愛吃鮪魚，但是吃多了會有危險，一個月頂多吃兩次就該停了吧。為什麼？因為鮪魚含有高濃度的汞，俗稱水銀。

水銀、鎘、鉛等重金屬毒素會侵蝕神經，就算沒有吃到會引起神經疾病的程度，但經常吃魚的人，會因為水銀容易感到疲勞。這是因為水銀破壞了腸道的屏障，導致免疫力低下和發炎。如果擔心身體裡可能有累積水銀，可以用「頭髮重金屬檢測與礦物質分析」，來檢測體內累積的有害金屬量。

除了鮪魚以外，大型魚類的劍旗魚和養殖鮭魚也可能含有大量水銀。

大型魚含有大量水銀與食物鏈有關。化學工廠排出的含汞廢水流入大海，被浮游生物喝下，水銀就會累積在浮游生物體內。小型魚吃這些浮游生物維生，體內也開始累積水銀，再來換中型魚吃小型魚，大型魚吃中型魚。由於每種魚體內都積著水銀，所以最後吃了這些魚的大型魚會積存濃度相當高的水銀。

❖野生的小型魚最好

人工養殖魚仍有不知是吃什麼樣的飼料、在什麼樣的漁場長大的疑慮。保險起見，吃野生的竹莢魚、沙丁魚、秋刀魚、鯡魚等小型魚會比較好。野生鮭魚也可以安心吃。推薦各位食用富含脂肪的當季漁產，因為含有 EPA、DHA 等優質脂肪。

魩仔魚和小魚乾、磷蝦之類也是安全的。裡頭的鈣質除了能成為構成骨骼的營養物質，還有穩定情緒、減少焦慮和防止失眠的功效。

16 鹿尾菜一個禮拜吃一次就好

鹿尾菜給人一種日本傳統健康食品的印象。海藻除了膳食纖維，還有豐富的鉀、鈣等礦物質，從營養的角度來看，可說是優秀的健康食材。

然而二〇〇四年，由於在倫敦銷售的鹿尾菜含有大量具有致癌性的無機砷，英國食品標準局提出警告，提醒消費者勿食用鹿尾菜。對此，東京都江東區保健所對日本產、韓國產、中國產的鹿尾菜進行調查，結果與英國食品標準局測出的濃度相同。砷毫無疑問有毒，大量攝取會引起急性中毒而死亡，慢性中毒會引起嘔吐、食慾減退、皮膚出疹和發炎，還會引發知覺障礙和運動障礙。

❖ 一天不超過四．七公克就沒問題

- 英國食品標準局（Food Standards Agency, FSA）收到加拿大食品檢驗局（Canadian Food Inspection Agency, CFIA）的報告，對在倫敦銷售的 31 種海藻類進行總砷和無機砷的濃度測定（下表）。
- 藻類一般都是脫水後再販售，以復水狀態為前提調整了檢體。
- 所有藻類都有驗出砷，其中鹿尾菜的砷含量特別高。和有機砷相比，無機砷對健康造成的危害更大。建議不要吃鹿尾菜，以免攝取過多無機砷。

海藻類的砷濃度（以每千毫克海藻類為單位）

	乾燥總砷	乾燥無機砷	復水總砷（鮮 / 濕重計）	復水無機砷（鮮 / 濕重計）	復水總砷	復水無機砷
鹿尾菜平均（n＝9）	110 mg/kg	77 mg/kg	16 mg/kg	11 mg/kg	5 mg/kg	3 mg/kg
荒布平均（n＝3）	30 mg/kg	0.3 mg/kg 以下	3 mg/kg	0.3 mg/kg 以下	1 mg/kg	0.01 mg/kg 以下
裙帶菜平均（n＝5）	35 mg/kg	0.3 mg/kg 以下	4 mg/kg	0.3 mg/kg 以下	0.4 mg/kg	0.01 mg/kg
昆布平均（n＝7）	50 mg/kg	0.3 mg/kg 以下	3 mg/kg	0.3 mg/kg 以下	0.3 mg/kg	0.01 mg/kg 以下
紫菜平均（n＝7）	24 mg/kg	0.3 mg/kg 以下	紫菜不復水	紫菜不復水	紫菜不復水	紫菜不復水

厚生勞動省認為，只要按照WHO定的基準，一天不要吃超過四．七克以上的復水鹿尾菜就沒有問題。但是為了儘量不讓毒素進入身體，不吃鹿尾菜才是對的。

順帶一提，生長在同一海域的裙帶菜、海帶、紫菜中所含的無機砷，只有鹿尾菜的兩百分之一左右，還在容許範圍之內。不易吸收醣類的水溶性膳食纖維有促進排便的效果，只要是鹿尾菜以外的藻類都可以多吃。

17 避免人工甜味劑

主食裡少掉的醣類，可以用增加配菜的份量和種類來補充能量。可是如果配菜用了太多含有高果糖糖漿的調味料，那就本末倒置了。

加工食品常用的人工甜味劑，最危險的就是高果糖糖漿。請看看沙拉醬和柚子醋、烤肉醬、鰹魚醬油，或是火鍋湯底、鰹魚粉、果汁、非酒精飲料的原料標示，是否有標註高果糖糖漿或玉米糖漿？這些是由玉米製成的廉價甜味劑。

調味料可以用油和醋、鹽來做。鰹魚醬油的話，只要在湯底加入醬油和味醂就可以做出類似的味道。烤肉配鹽或醬油就好，想吃甜辣醬的話，自己用水果加點甜味就行了。

❖可以用甘酒或鹽麴作為甜味來源

經常有人問：「醣類不行的話，該用什麼來代替砂糖呢？」我都會反問：「有必要用到砂糖嗎？」你什麼時候會用到砂糖？加進咖啡或紅茶裡？還是煮菜的時候？仔細想想，就算沒有砂糖也不會造成困擾吧。無論如何都想要用砂糖的人，提議改用甘酒或鹽麴。雖然沒有白砂糖或細砂糖那麼甜，卻有一種自然的甜味。

另外，請注意各國允許使用的人工甜味劑。例如三氯蔗糖、乙醯磺胺酸鉀（Acesulfame K）、糖精、阿斯巴甜、海藻糖、木糖醇，這些名詞經常出現在加工食品的標籤上。少量的人工甜味劑就可以提供強烈的甜味，而且幾乎零卡路里或是低卡路里，但是從排毒和不讓毒素進入身體的觀點來看，沒有一個是推薦的。加工食品還是盡量不要吃了吧。

18 麩質會引起腸道發炎

幾年前，網球球王——諾瓦克．喬科維奇實踐的「零麩質飲食」成為了話題。麩質是小麥發芽必需的蛋白質。小麥的主要成分是碳水化合物，還有百分之十到十五的蛋白質。這種蛋白質大概有八成是麩質。麩質會引起常見於歐美人的乳糜瀉、麩質不耐症、麩質過敏症、小麥過敏等。

乳糜瀉對日本人來說有點陌生，但在經常吃小麥的歐美國家，由於自體免疫疾病的增加，人們開始懷疑基因改造小麥是主因。麩質不耐症是因為分解麩質的消化酶不足，或是消化酶沒有發揮功能，造成消化不良和各種不適。麩質過敏症是小腸對麩質產生過敏反應引起不適。不耐症和過敏症的主要症狀，包含注意力不集中、腹瀉和便秘，還有各種消化系統問題。對小麥過敏的症狀有吃下去就會立即發作的即時性過敏，還有吃了幾小時到幾天後才出現症狀的延遲型過敏，不論是哪一種，發生的頻率都在增加中。

問題在於，患有麩質不耐症和麩質過敏症的人在不知情的狀況下吃了小麥。無法承受麩質的小腸受到攻擊，形成腸道細胞之間產生縫隙的腸漏症。一旦血液裡混入人體不需要的物質，就會引起全身各部位發炎的症狀。

沒錯！發炎也是引發毒素進入大腦的原因。對於身體把麩質視為異物的人來說，含有小麥粉、大麥、黑麥等麩質的食物，吃下肚就是毒。

❖也有報告指出對大部分的人都有害

對麩質過敏的人，大約佔美國總人口的百分之五，在日本則更少。然而，眾多研究人員指出，麩質對大多數人都是有害的。吃麵包、烏龍麵、麵線、蛋糕、銅鑼燒或饅頭會拉肚子或便秘，總覺得身體不舒服、注意力不集中的人，可能有麩質過敏體質。麩質過敏可以透過抗體檢測和過敏檢測來確認，也可以試著兩個禮拜徹底不吃麵粉、大麥、黑麥，看看身體的疲倦和不舒服有沒有改善。如果不吃小麥粉以後身體狀況變好，就有可能是麩質過敏體質。

我的診所會讓初診病患做抗體檢測，結果有半數以上的人會對麩質有抗體。所謂的抗體，是因為身體偵測到有毒物質，為了保護身體而形成的。對麩質有抗體，就代表麩質對這個人來說是毒物。門診的患者大多是擔心自己的認知功能而來，也許是在不知情之下，持續食用小麥粉而造成大腦認知功能下降。

我翻譯過一本美國的暢銷書，叫做《小麥完全真相：歐美千萬人甩開糖尿病、心臟病、肥胖、氣喘、皮膚過敏的去小麥飲食法》。其中提到現代小麥為了增加產量，已被反覆進行品種和基因改良，據說在這一個世紀裡收穫量增加了十倍。

而且現代小麥如果放任不管就無法結果，只能施用化學肥料和殺蟲劑來保護。日本消耗的小麥粉大多是進口小麥，大家可能都在無意識中食用了大量現代小麥。

自從知道這件事以後，十多年以來我再也沒有吃過白麵包。在知道現代小麥的危險性之前都是照常吃，現在也會有突然想吃白麵包的時候，但都因為知識的阻礙而吃不下去。

❖麵包和義大利麵好吃是有原因的

更糟的是，人體對麩質有依賴性。麩質在胃裡分解後，會變成一種類似毒品的物質。當它侵入大腦時，會給大腦帶來「超好吃！」的興奮與刺激。此時讓大腦愉悅的是失控的多巴胺。多巴胺是一種能激發幹勁的腦內物質，一旦失控就會變成攻擊神經的毒素，轉而殺死神經細胞。

19 也有不適合喝牛奶的人

牛奶除了學校營養午餐會提供之外，根據東京都健康長壽醫療中心進行的調查顯示，定期攝取牛奶和優酪乳等乳製品的人，比較不需要請人照護。牛奶富含易於吸收的鈣質和蛋白質，可以促進成長期的骨骼和肌肉發育，預防骨質疏鬆，是保護老年人肌肉和骨骼所不可或缺的健康飲料。

但是對一部分的人來說，牛奶也有可能是毒。首先是乳糖不耐症。日本人當中，有些人體質無法分解牛奶裡的乳糖。一喝牛奶就會肚子痛和腹瀉的人，體質上不適合喝牛奶，不能勉強喝。飲用牛奶最大的目的是補充鈣質，可以改從小魚、磷蝦、櫻花蝦、可以連骨頭一起吃的水煮魚罐頭、小松菜、豆腐、油豆腐、納豆、芝麻、杏仁等食物中攝取。蛋白質可以從魚、肉、蛋、大豆中補充。有乳糖不耐症的人，優酪乳和起司是沒問題的，因為乳糖會在發酵的過程中自然分解。

❖也有可能需要選擇無酪蛋白的產品

再來，荷蘭乳牛的牛奶含有A1型β-酪蛋白，對此有抗體的人要注意。酪蛋白在人體內產生的β-酪啡肽（beta-caso- morphin, BCM-7），有引起第一型糖尿病的風險。

在我的診所接受抗體檢測的患者中，有一半以上的人對酪蛋白產生抗體。產生抗體，就代表牛奶對這個人的身體來說是有毒的。有酪蛋白抗體的人，最好避免所有乳製品。

但就患者提供的資訊來看，常常是喜歡喝牛奶的人有酪蛋白抗體，或是愛吃麵包天天都吃的人有麩質抗體，實在很難一下子全部戒掉。

20 重點是，避開以生產效率為優先的農作物

正如我們已知的那樣，雖然這些都不是一入口就會奪走生命的劇毒，但是侵蝕身體的毒素，會在漫長的歲月中一點一滴地累積在我們的大腦中。

總結來說，人類創造出不存在於自然界的化學物質，無法在海洋和土壤中分解，擾亂了生態系統。這些化學物質進入人體，不僅不被消化，也很難被排出，所以會在體內慢慢堆積。

為了適應大量生產而基因改造的畜產品食物

基因改造食品對人體的影響還在研究中，對人體造成負面影響的可能性還沒有完全消除。前述的小麥就是一個身邊的例子。小麥被大膽地進行多次品種改良，其中含

有的蛋白質容易引發過敏，發生變異。對小麥過敏的兒童正在增加，市售食品有過敏原標示義務的七個品項中，按照過敏症狀發病次數的排序，分別是雞蛋、奶、小麥、花生、蝦、蕎麥麵、螃蟹，小麥製品的發病次數排在第三，並不少。

農業不只在噴灑時具有危險性，還會污染土壤。即使栽培過程中沒有使用農藥，只要土壤有農藥殘留，就會對作物造成影響。

避免在狹窄的飼養空間生病，被施打過藥劑的家畜

我們在生活中大量消耗的雞蛋和肉類，比起動物原本的生長環境，大多都是以生產效率為優先而培育出來的。多虧於此，我們才能買到便宜的雞蛋和肉品，但若問在藥物作用下長大的家畜，能否產出不會損害人體健康的雞蛋或食用肉，答案是不能。

為了讓食品可以長久保存的食品添加物

食品添加物，是為了便於流通和店鋪的衛生管理，還有做出吸引消費者的外觀和味道，而在食物中加入原本不需要的東西。

原本就不存在自然界的有害化學物質

嘴巴吃進的水和食物，所含的營養會經由食道、胃、腸道組成的消化管被身體吸收。吸進肺部的氧氣，會持續和體內回收的二氧化碳做交換。

如果這些重要的水、氧氣和食物含有毒素會怎麼樣呢？飲料和食物裡的毒素會在腸胃消化吸收的過程中停留體內。當人吸入受污染的空氣，氧氣會從肺部輸送到血管，進入全身。另外，也有透過黏膜和皮膚侵入體內的毒素。人體吸收的毒素大多在肝臟和腎臟中被解毒，但無法完全排解的毒素很有可能會侵入大腦。

第三章

腦排毒飲食法

21 可以透過飲食排出大腦毒素

正如前文所述，我们每天都會從生活環境和食物中攝取毒素。也許有人會氣餒，「難道現代人的大腦和身體滿滿都是毒？」

請放心，體內囤積的毒素可以用食物來排出。不只能解除累積在大腦和身體裡的水銀、鎘、砷、鉛等毒素，還能運用抗氧化能力，使體內過剩的有害物質活性氧無毒化。我將具有解毒作用的蔬菜、水果和魚貝類做了一份列表（參見本書九十八頁「大腦排毒食物列表」），請務必參考看看。

另外，加工食品會標明營養成分，我們可以藉由營養成分表了解每種食物的營養成分，但不是所有成分都能被人體完全吸收。我們常誤以為身體會吸收所有營養，實際上並沒有完全吸收。以攝取含有八十公克蛋白質的肉，和含有二十公克維生素C的蔬菜為例，即使吃了八十公克蛋白質和二十公克維生素C，實際上攝取的營養素也只會少於我們吃下去的量。

❖每天都吃一點有排毒效果的食物

如果能證明吃多少公克會產生多少百分比的毒素就好了，但是人的身體非常複雜，很難轉換成實際數據。畢竟每個人的身體狀況不同，即使吃同樣的量，根據腸胃健康狀況，營養的吸收比例也會有所差異。

患者也經常問我要吃多少量才夠，我回答說，只要肚子有吃飽就可以了。重要的是每天都吃一點有排毒效果的食物。毒素每天都會侵入體內。至少把當天攝取的毒素，在當天內解毒。

有解毒作用的蔬菜和水果，可以幫忙把毒素從細胞裡抽走。脫落的毒素會經由大便、尿液、汗液等路徑排出體外。不用想得太複雜，只要用吃的就能排出毒素，請在每天的飲食中大量攝取。畢竟目的是解毒，攝取無農藥的產品才是理想。在家庭菜園或是陽台花圃等地方自己種也不錯。

❖調整腸道環境，讓毒素隨著大便排出體外吧

為了讓大腦的毒素順利排出，必須讓腸道處於健康的狀態，保持排便順暢。如果便秘嚴重到腹脹的程度，大便停留在腸內的期間，大便中的毒素會再次釋放，這些毒素有被身體重新吸收的危險。

還有，腸內環境紊亂會使腸內害菌滋生，進而產生有毒氣體。有毒氣體可以透過放屁排出身體，但一直堆積下去的話，還是會被人體吸收。

❖將活性氧無害化的抗氧化作用是什麼？

我們只要吸入氧氣，體內就一定會產生活性氧。活性氧是加速衰老，增加癌細胞，傷害血管的毒素。為了盡可能減緩體內的氧化作用，我們必須攝取具有以下三種作用的抗氧化食品：

- 抑制活性氧的作用
- 抑制活性氧氧化
- 修復因活性氧而受損的細胞

關於具有抗氧化作用的食品，將在第一〇三頁進行介紹。

22 光靠葡萄糖是沒辦法讓大腦工作的

人們常說，「葡萄糖（醣類）是大腦唯一的營養」。葡萄糖的確能為大腦提供能量，但絕對不是唯一的營養。

為了讓大腦良好運轉，促進腦內神經突觸生長的維生素D是不可或缺的。神經突觸是大腦神經細胞之間的連結通路，是神經傳遞時的必要之物。神經突觸和身體的其他細胞相同，衰老之後會重新製造，如果缺乏材料之一的維生素D，就無法維持健康的神經突觸。

眾所周知，維生素D是構成骨骼的成分。維生素D一進入細胞，就會開啟構成骨骼所需的九千多個基因的開關。除此之外，還能啟動抑制炎症的基因以及抑制腫瘤形成的基因。

❖多攝取能促進神經突觸成長的維生素D

富含維生素D的食物有鮭魚、鯖魚、魩仔魚、鮭魚卵等魚類，還有香菇、黑木耳等。人體只要曬太陽（紫外線），就可以在體內合成維生素D。

運動可以增加腦源性神經營養因子，強化神經突觸，在天氣好的時候出去散步，增加維生素D的同時還能強化神經突觸，可說是一舉兩得。

23 引發阿茲海默症甚至癌症的「同半胱胺酸」，該如何控制？

有一個大家可能不太熟悉的詞彙，叫作「同半胱胺酸指數」，是關於大腦營養和炎症的指標。「同半胱胺酸」是人體必需胺基酸的甲硫胺酸代謝後產生，會在大腦營養不足或發生炎症時濃度上升。

如果對同半胱胺酸過高的狀態置之不理，大腦和血管就會受到損害，容易引發阿茲海默症。麻煩的是，同半胱胺酸過高也是導致心血管疾病、中風和某些癌症的重要因素。

只要能讓同半胱胺酸維持在低濃度，對大腦和血管的傷害就會變小。雖然不是直接排出毒素，但為了不讓大腦受到毒素的侵害，這是不可輕忽的。

❖維生素B_6、維生素B_{12}和葉酸是救世主

導致同半胱胺酸過高的原因有堅果類、起司、牛肉、羊肉、豬肉、貝類、大豆、雞蛋，以及乳製品等食材。所以，最好不要吃這些食物嗎？答案是否定的。其中也有具有解毒效果的食材，不一定要全部避免。

實際上，即使吃了這些食材，也會攝取到降低同半胱胺酸值的營養素，那就是維生素B_6、維生素B_{12}和葉酸。只要這三種營養素充足，同半胱胺酸就能在體內順利代謝，維持較低的濃度。

24 推薦使用自然鹽

鹽真的對身體有害嗎？我曾有過這樣的疑問。以日本各地的自然鹽為首，我收集世界各地的海鹽和岩鹽，對味道和成分進行比較。我最先感受到的是，自然鹽不會有鹹味。它當然會有鹽的味道，但和精製鹽完全不同，鹽味醇厚。鹽的主要成分是氯化鈉，但根據礦物質含量比例、製法、產地，味道也會有微妙的差異。

從各種角度分析的結果中得出結論，對身體有益的是與海水相同礦物質比例的自然鹽。其成分中氯化鈉約占百分之七十八，另外還含有氯化鎂百分之九、硫酸鎂百分之六、硫酸鈣百分之四。如果選擇這個比例的鹽，以男性每天七．五公克的鹽攝取量標準來說，可以吃到九．六公克。

❖用「煮鹽法」、「日曬法」、「採掘法」做出來的鹽

挑選鹽的時候，請確認是否是用「煮鹽法」、「日曬法」、「採掘法」製作出來的。岩鹽保有天然的礦物質比例，也是對身體有益的鹽。請注意，有標示「鹵水添加再製鹽（精鹽）」的產品，並不是純粹的天然鹽。

另外，自然鹽也含有與鈉相反作用的鉀。攝取自然鹽，等於同時攝取讓血壓上升的鈉和抑制血壓上升的鉀，自然比較不會得到高血壓。

我在群馬縣經營的含看護服務自費老人住宅，除了使用自然鹽，還使用以自然鹽製成的鹽麴等。入住者每天飲食中的鹽分為十．五公克，入住之後幾乎都血壓下降。只要選擇對身體好的鹽，就不用逼自己吃清淡乏味的食物。

25 膳食纖維能拯救大腦

以通便聞名的膳食纖維，也有排出體內毒素的作用。膳食纖維能通便，是因為它能軟化大便，增加大便體積，促進腸道蠕動。排便是身體排出毒素的主力，所以順利排便是排出毒素的基本。

尤其是黑木耳和海帶等藻類的黏滑成分，以及蒟蒻和洋菜的成分，能使滯留在腸內的大便變軟，有助於消除便秘。具有黏性的山藥、金滑菇、秋葵等，不僅能改善便秘，還能提高可說是體內排毒器官的肝腎功能。

另外，膳食纖維也是腸道益菌的養分。如果益菌增加，腸內環境得到改善，那麼腸道宿便裡的害菌就不會產生氨之類的有毒氣體。除此之外，膳食纖維還有幫助排出食鹽裡的鈉，以及抑制膽固醇吸收等諸多效用。

❖飯前喝「檸檬&生薑水」對肝臟有益

飯前喝一些加入檸檬汁和生薑汁的常溫水，有幫助排毒的效果。檸檬裡的豐富酵素可以提高肝臟功能，促進排毒能力。給身體帶來溫暖的生薑，可以擴張包括大腦在內的全身血管，達到促進血液循環的效果。大腦排出的毒素進入血管後，會被送到肝臟進行解毒，所以只要加快血液循環，趕快把有毒的血液送到肝臟，就能將毒素排出體外。

只加檸檬，或者只加生薑也有效。所以不要喝什麼餐前酒，把這個當作解毒水，養成每餐飯前喝一杯的習慣就好了。

26 用牡蠣來排解汞和鉛等重金屬毒素

大家有擦傷難以癒合、或是皮膚嚴重乾燥的時候嗎？或是吃了巧克力和糖果卻感覺不到甜味，像是味覺障礙的經驗？那有可能是鋅不足造成的。過多的速食和垃圾食物會影響鋅的吸收，使味覺遲鈍。

牡蠣之類的食物含有豐富的鋅，是製造新細胞不可缺少的材料。腦細胞、內臟細胞、皮膚細胞都需要鋅。而且，鋅還能減弱體內累積的鉛和汞的毒性。

❖全世界有超過二十億人缺乏鋅

話說回來，目前全世界有超過二十億人鋅攝取不足，就連日本人也不例外。

鋅是相當於營養成分礦物質的微量元素。鋅和銅在人體內有著競爭一般的關係，一比一的比例是最理想的，但先進國家普遍有銅過剩的傾向。兩者正面對決的話，銅會勝出，容易造成銅過剩、鋅不足的問題。

銅也有合成血紅素幫助氧氣在體內循環，以及製造黑色素保護身體不受紫外線傷害等作用。

然而銅容易產生會對大腦和身體造成傷害的自由基，因此只要鋅和銅的比例保持平衡，就能把銅產生的毒素排出。

27 白澤式的咖哩生活，可以消除大腦疲勞

我每個禮拜會吃三到四次咖哩。因為咖哩使用的薑黃含有叫做薑黃素的多酚，可以增加腦源性神經營養因子。也就是說，吃咖哩可以緩解大腦營養不足的問題。

吃咖哩的理由是為了攝取薑黃素，所以使用大量香料的辣味咖哩和湯咖哩會比較好。如果是家用咖哩調理包，可以再撒上咖哩粉或薑黃粉。

這個時候，如果一起攝取Omega-3脂肪酸，就能充分發揮薑黃素消除大腦營養不足的效果。鯖魚和沙丁魚富含Omega-3脂肪酸之一的DHA，用咖哩粉調味，或者用魚罐頭做咖哩也不錯。呈好後淋上芝麻油或亞麻仁油，就能輕鬆做出薑黃素加Omega-3的最強組合。芝麻、亞麻仁油不耐熱，記得不要加熱。

加了椰子油的椰香咖哩也不錯，它有改善失智症的效果，我都會推薦阿茲海默症

患者吃這個。

❖隨身攜帶一小瓶薑黃粉

順帶一提，以護肝效果出名的鬱金和薑黃是同一個東西，除了減緩飲酒給肝臟帶來的負擔，還有解毒作用，是大腦不可缺少的食材。隨身攜帶一小瓶薑黃粉，在外頭吃飯的時候撒在菜裡吃也不錯。

28 肚子餓了就吃堅果或水果

把主食換成少量的糙米，控制醣類的攝取，只要能持續這樣的飲食，大腦就不會再渴求糖分。我變得不再想吃零食，也不再於工作空檔或晚飯後嘴饞多吃。不過，這是因為我長期堅持控制醣類，對轉換新飲食沒多久的人來說，可能會不太順利。零食也是如此，可以像之前那樣吃，但應該對吃的東西仔細斟酌。吃零食有三個條件：

1 醣類少
2 可以咀嚼三十次以上
3 未經加工的天然食物

滿足這三個條件的推薦食物，是堅果和水果。堅果類的主要成分幾乎都是油，而且是身體必需的好油，富含維生素D，可以防止動脈硬化。另外，本書裡的推薦食物都含醣量低，很適合用來補充容易不足的卡路里。挑選堅果時，請選擇未烘焙、不加鹽和油的產品。巴西堅果有解除水銀毒素的作用，最近在日本也有賣，常吃鮪魚、旗魚、紅金眼鯛的人，一天吃一、兩粒就可以了。

水果含有果糖這種醣類，同時也有抑制醣類吸收的膳食纖維。生吃水果還能補充維生素C。藍莓和草莓等莓果類糖分較少，推薦食用。蘋果也是一樣，不削皮直接吃，可以攝取預防老化的化學物質，最好選可以連皮一起吃的無農藥蘋果。橘子也是不剝皮整顆吃掉，剩下花萼不吃就好。找不到無農藥或低農藥的產品時，請用流水徹底清洗。因為含糖量高的緣故，請避免吃芒果和鳳梨等甜味強烈的熱帶水果。

另外，椰棗、無花果、黑棗乾、杏桃、藍莓、枸杞等乾果也值得推薦，這些都含有豐富的膳食纖維，還有高抗氧化能力的植物化學成分。記得盡可能選有機，不使用砂糖、甜味劑、防腐劑等添加物的產品，份量請以一天三十公克為標準。

其他像是水煮大豆、蒸大豆，還有下酒菜的無調味魷魚乾和干貝也不錯。

❖可可含量高的巧克力

實在很想來點巧克力的話，就吃可可豆含量百分之七十以上的黑巧克力。

可可豆中含有的可可多酚具有抗氧化作用，可以防止壞膽固醇的氧化、預防動脈硬化、燃燒脂肪、緩解壓力等。多酚是紅葡萄酒中也有的化學物質，而可可多酚比紅葡萄酒中的多酚更容易被人體吸收。

要找到可可含量高的巧克力，就要看營養標示上的成分欄，只要成分欄第一個是寫「可可豆」就沒問題。成分是按照比例多寡的順序來記載，所以一眼就能分辨出來。為了迎合最近的健康意識，很多食品都將可可豆的含量標註得很大，找出自己喜歡的口味也是一種樂趣。

還有，粉末狀的純可可粉也是百分之百可可豆。除了有能排出鹽分的鉀，還有鈣、鎂、銅、鋅等礦物質，膳食纖維比牛蒡和芹菜還豐富。如果想喝熱可可，可以把砂糖換成能提取礦物質的黑砂糖，或者把牛奶換成豆漿。

記得，礦物質再怎麼豐富，砂糖依舊屬於醣類，必須控制用量。

大腦排毒食物列表

再怎麼努力解毒，如果新的毒素不斷湧入身體，那麼大腦將永遠都是毒素持續堆積的狀態。進行大腦排毒最重要的是把堆積的毒素排掉，把新進來的毒素控制在最小限度，就是這麼簡單。

有很多食材可以幫助排出積在身體裡的毒素，不分季節、價格適中，日常生活中不管在哪裡都能買到。購買時記得檢查農產品和漁產品的產地，還有調味料的製作方法，這樣更安心。

以下是這些排毒食物的列表，請參考看看。

具解毒作用，幫忙把毒素從細胞裡逼出來的食物

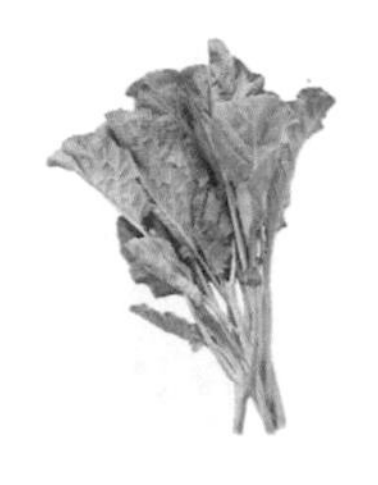
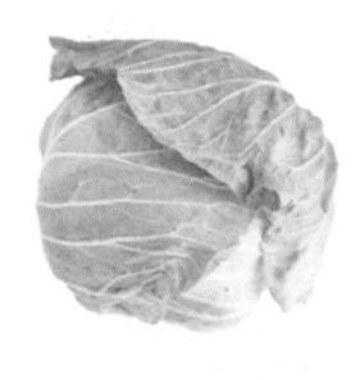
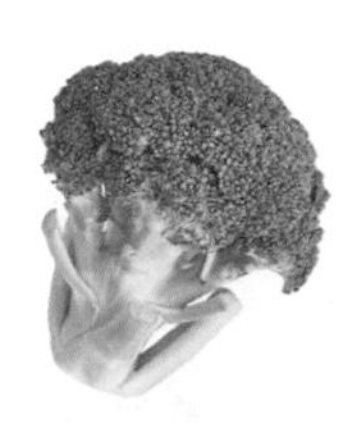

芫荽（香菜）
綠花椰菜
高麗菜
羽衣甘藍
甜菜根

蕪菁
西洋菜
芝麻菜
山葵
白蘿蔔

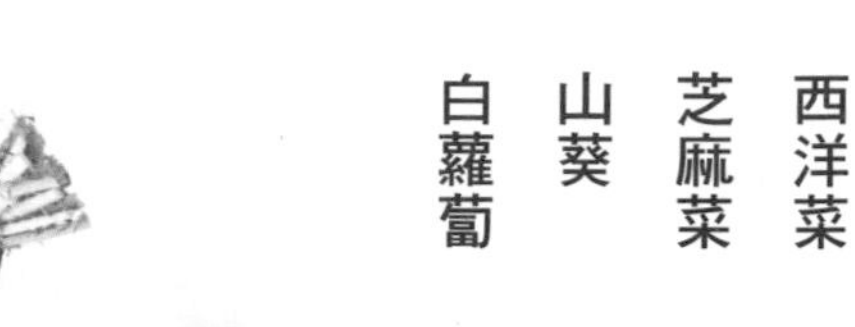
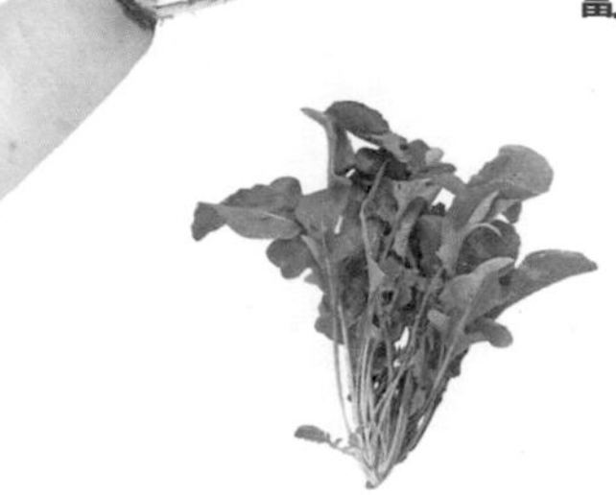
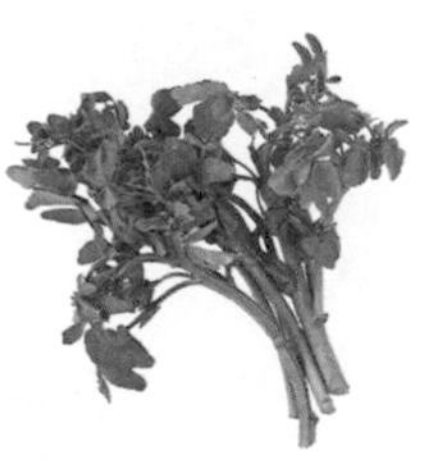
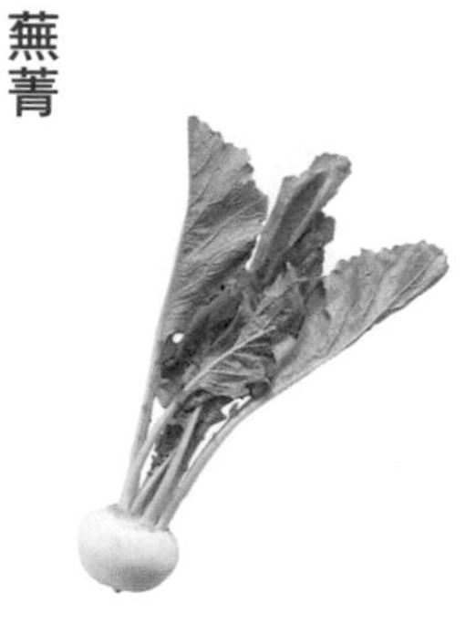

具解毒作用，幫忙把毒素從細胞裡逼出來的食物

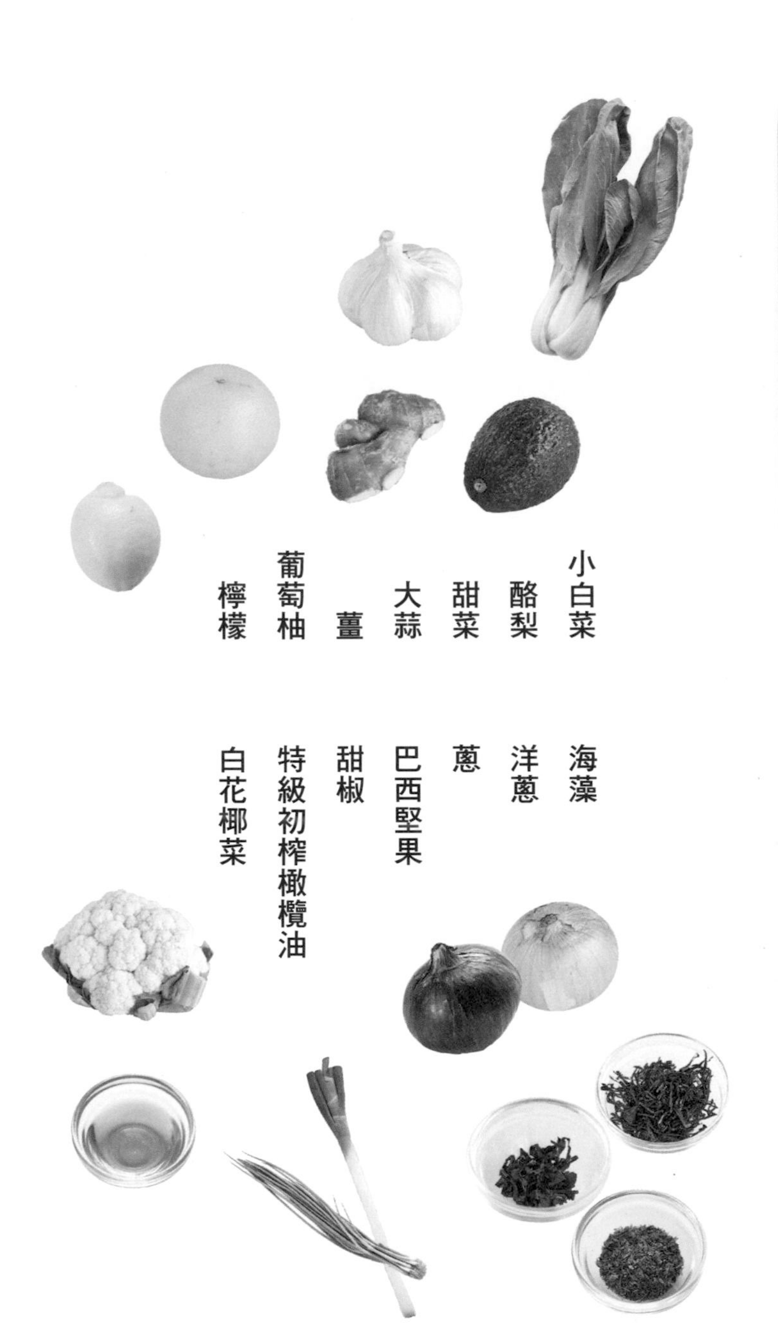

小白菜
酪梨
甜菜
大蒜
薑
葡萄柚
檸檬

海藻
洋蔥
蔥
巴西堅果
甜椒
特級初榨橄欖油
白花椰菜

具整腸作用，幫助通便讓毒素更容易排出的食物

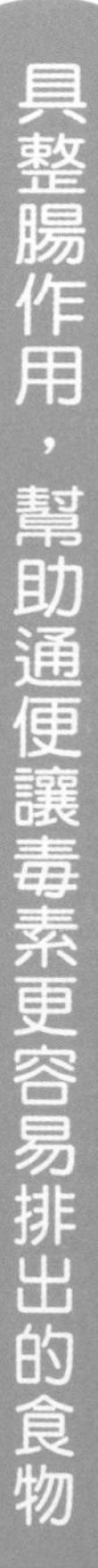

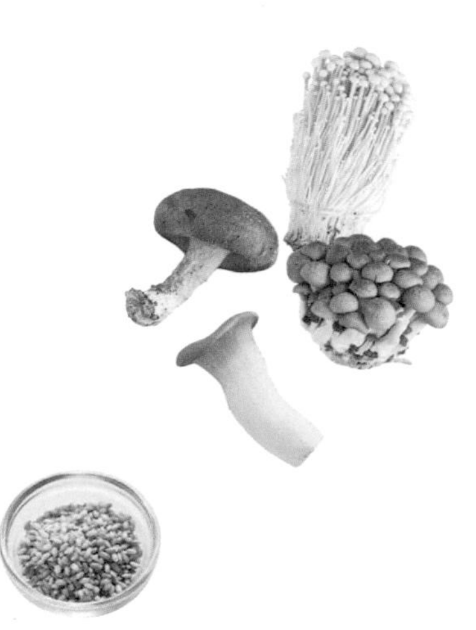

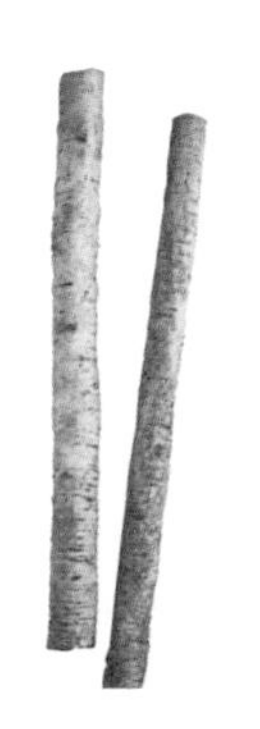

牛蒡
菊芋
蕈菇類
黃麻菜
納豆
糙米

蒟蒻
菠菜
毛豆
芝麻
茼蒿
奇異果

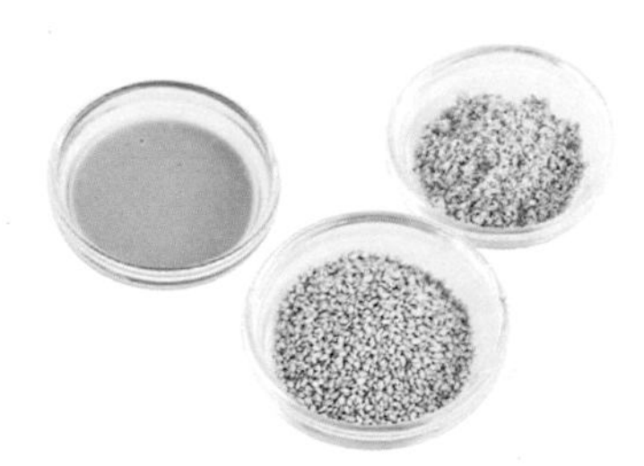

調整腸內環境，提高免疫力的發酵食品、發酵調味料、茶

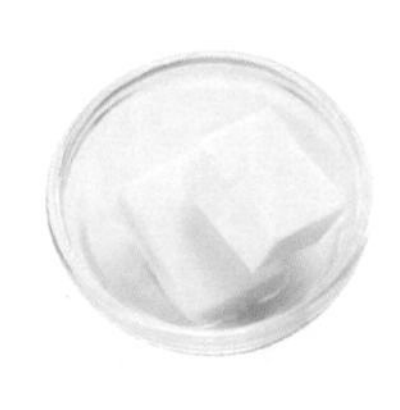
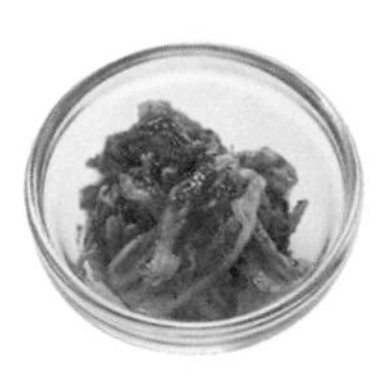

- 米糠醬菜
- 奈良漬
- 野澤菜
- 納豆
- 泡菜
- 生火腿、義式臘腸（義大利產、西班牙產）
- 鹽漬烏賊
- 鯷魚
- 柴魚
- 發酵奶油

- 醋
- 醬油
- 味噌
- 酒醋
- 魚露（秋田魚露、泰國魚露、越南魚露）
- 豆瓣醬
- 甘酒
- 紅茶
- 烏龍茶
- 博士茶

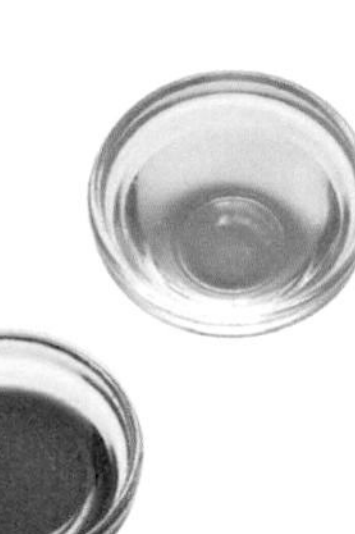
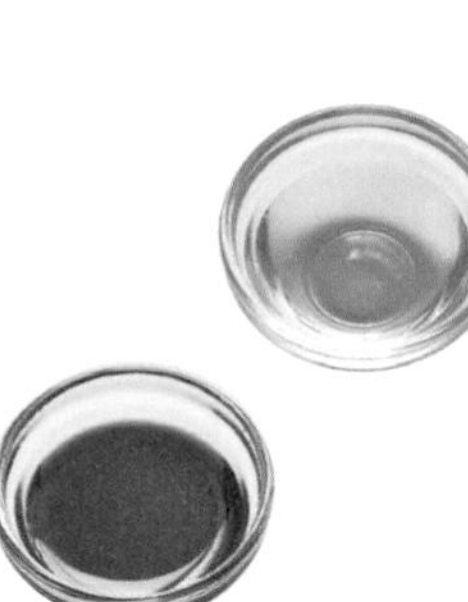
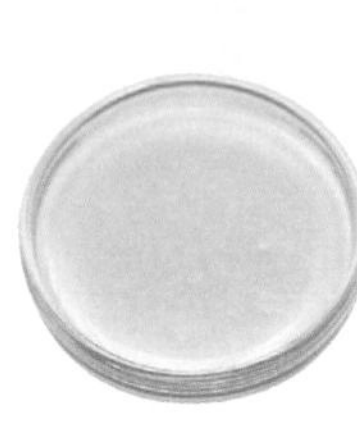
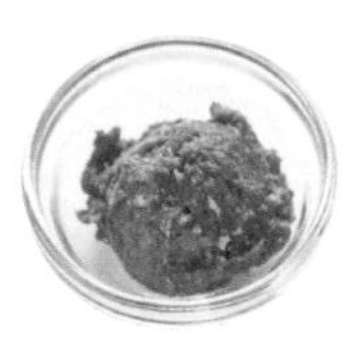

具抗氧化作用，幫助延緩老化、保持血管健康的食物

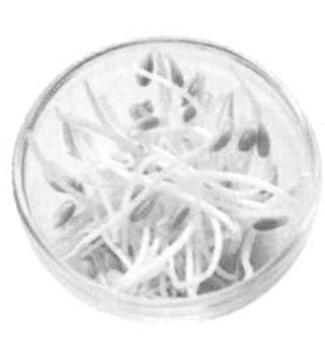
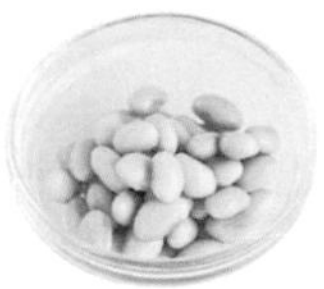
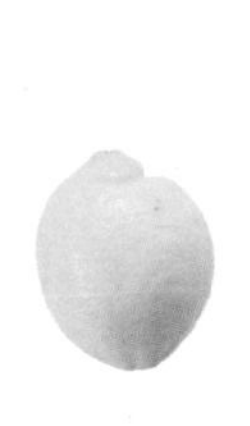
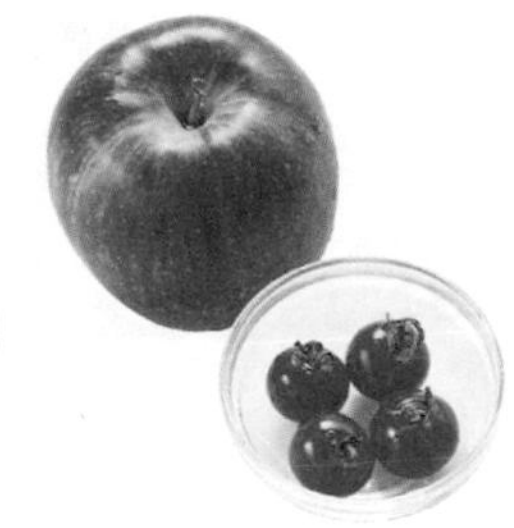

番茄
蘋果
藍莓
橘子
檸檬
柚子
大豆製品、豆類
西洋芹菜
茼蒿

蘆筍
青椒
綠茶
紅茶
可可
核桃
杏仁
咖哩粉（鬱金、薑黃）
甜椒

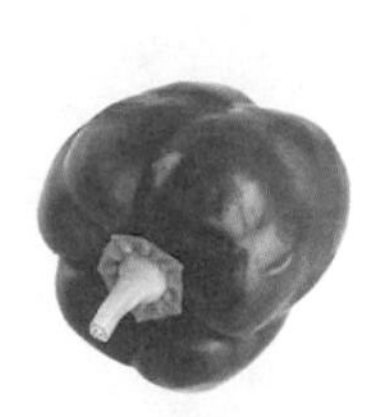
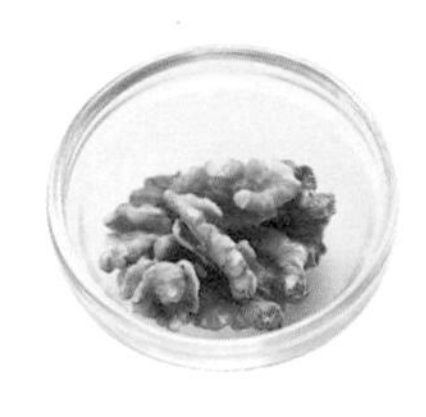
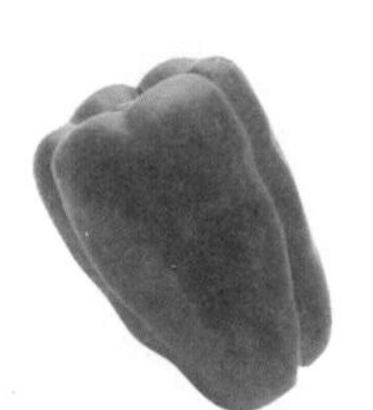

富含維他命B_6，可抑制同半胱胺酸的食物

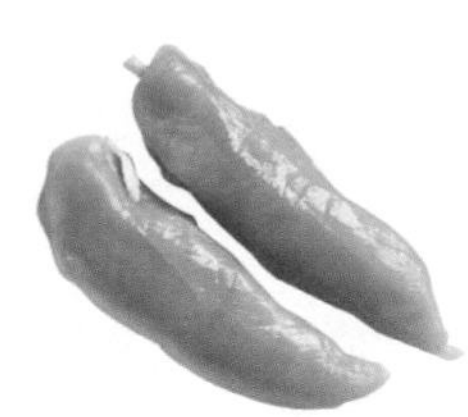

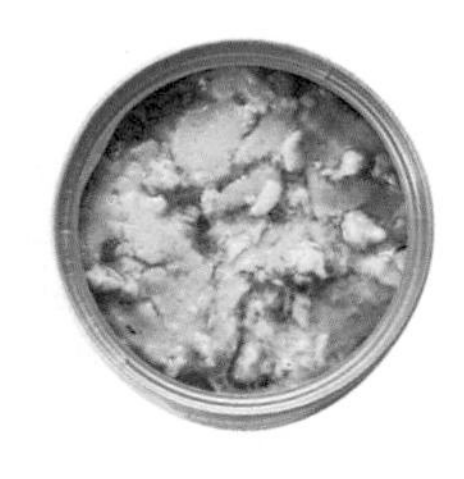

鰹魚
鮭魚
秋刀魚
肝臟
鯖魚
香蕉
雞柳

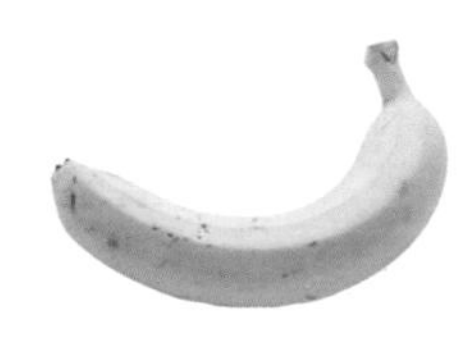

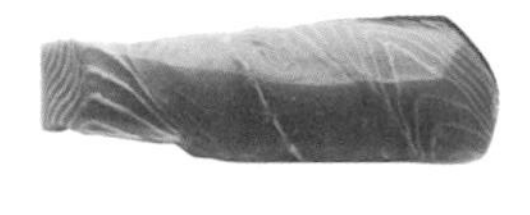

富含維他命 B_{12}，可促進神經和血液細胞健康的食物

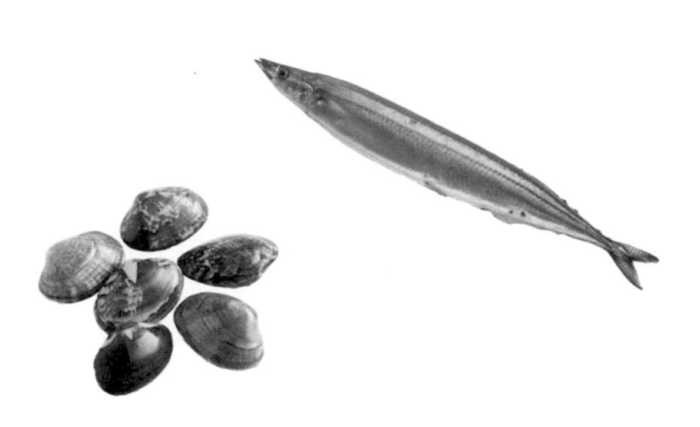

牡蠣
秋刀魚
蛤蜊
花蜆
鯡魚

沙丁魚
帶膜鮭魚卵
鯖魚
帆立貝

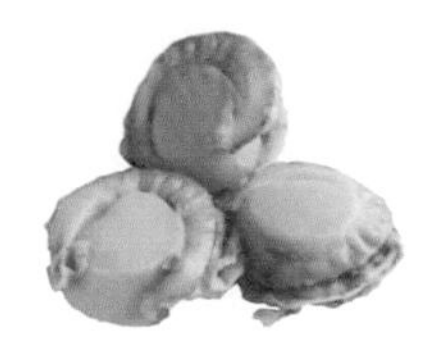

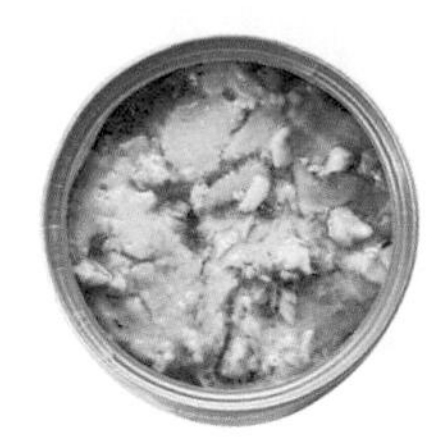

富含葉酸，可促進細胞分裂的食物

肝臟（雞、牛、豬）
帆立貝
油菜
毛豆
黃麻菜
玉米

茼蒿
菠菜
蘆筍
草莓
酪梨

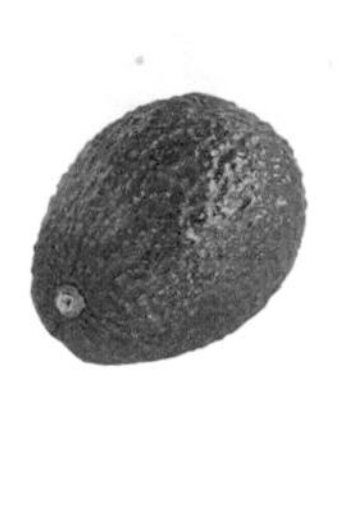

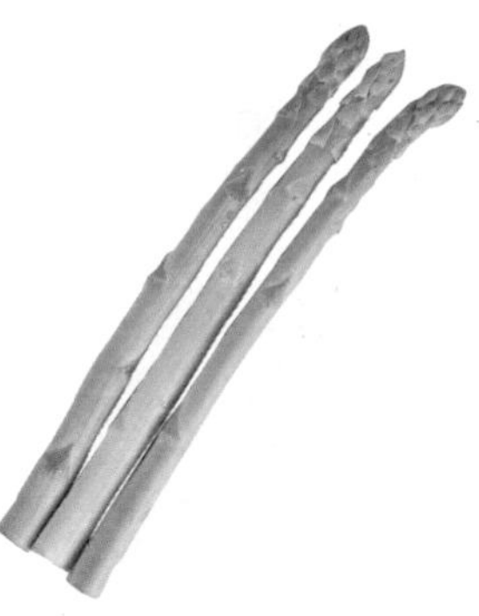

富含鋅，可減弱鉛和水銀毒性的食物

牡蠣
瘦肉（牛、羊、豬）
肝臟（豬、牛、雞）
魷魚乾
蠶豆
帆立貝
腰果
蕎麥麵

開始腦排毒飲食法之前，先來確認自己的認知功能等級吧！

我們已經知道累積在大腦裡的毒素會降低大腦認知功能，所以建議各位盡量多攝取能排出大腦毒素的食物。

首先，來檢查一下你現在的認知功能。在以下表格中畫上的記號越多，大腦現在的認知功能就越差。

等嘗試過一週的腦排毒飲食法後，把畫過記號的項目再確認一次。哪怕只是徹底執行一週，也一定能確實感受大腦和身體的變化。

請把符合的項目打個勾。
徹底堅持1週的排毒飲食後，再確認一次！
只要勾的數量少了一個，就是有效的證明。

現在	一週後	
□	□	常常想不起別人的名字
□	□	吃完飯以後常覺得疲倦、想睡覺
□	□	一天吃 3 次以上的零食點心
□	□	原因不明的身體不適
□	□	感覺皮膚乾燥，或是肌膚容易出狀況
□	□	容易摔倒，拿不穩手上的東西
□	□	臉和身體容易浮腫
□	□	容易便秘或腹瀉
□	□	睡不著，或是在深夜醒來等睡眠障礙
□	□	容易讀錯文字，或是輕微的計算錯誤

從今天就開始吧！

大腦排毒飲食的 7 個規則

1 一天吃一份排毒小菜

只用有排毒效用的食材和調味料來製作料理。詳細請參照第一一二頁。

2 把主食改成「混合糙米飯」

減少醣類攝取量的話，「酮體」會成為大腦的營養來源，所以加上攝取少量就能有飽足感的糙米。詳細請參照第一一六頁。

3 嚴選油脂和調味料

油脂是指動物性脂肪和植物性油脂。使用不含添加物的調味料。

選擇小型或中型的野生魚

體型越大的魚所含毒素越高，選擇毒素少的小型魚比較好。

肉類、加工品要仔細檢查產地和原料

肉品基本上選擇本土的。香腸、火腿等絞肉產品，成分看起來怪怪的就不吃。

6

多吃深色蔬菜

蔬菜和水果的色素含有豐富的天然抗氧化物質，深色皮的東西可以連皮一起吃。

細嚼慢嚥

多咀嚼可以促進大腦血液循環，幫助營養的運送，更容易排出毒素。

一天一次
每天吃

排毒常備小菜

綜合各種排毒食材的最強常備菜。一天吃一次以上。肚子餓的時候也可以拿來當點心。一餐的標準是總量的四分之一左右。

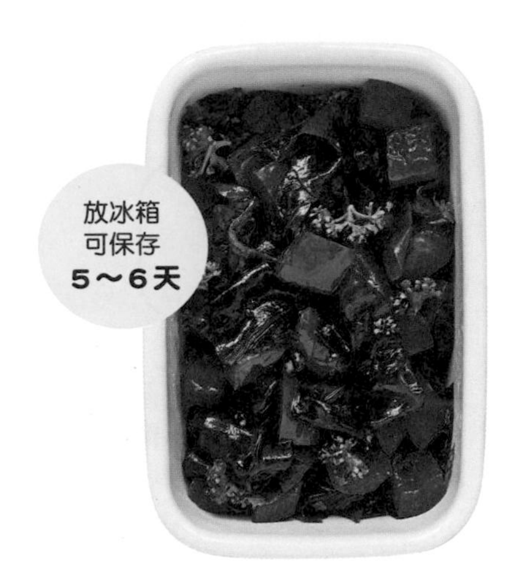

醬油漬甜椒裙帶菜

材料（便於製作的份量：4 餐份）

乾燥裙帶菜…3 大匙
甜椒…1 個（150g）

A
- 鹽…1/2 小匙
- 醬油…2 小匙
- 特級初榨橄欖油…3 大匙
- 荷蘭芹（切碎）…少許

作法

1. 將裙帶菜放入 4 杯水中，浸泡 5 分鐘復水。將甜椒切成 1～2cm 塊狀。
2. 鍋中燒開 5 杯左右的水，放入 1，煮 1 分鐘後撈出。
3. 將 A 放入保鮮盒中拌勻，加入冷卻後的 2，使其入味。

1 餐份量	
熱量	**98** kcal
醣類	**2.3** g
鹽分	**1.3** g

醃大豆白花椰菜

材料（便於製作的份量：4 餐份）

白花椰菜 … 200g
水煮大豆… 100g

A
- 鹽 … 1 小匙
- 甘酒 … 6 大匙
- 醋 … 4 大匙
- 咖哩粉 … ½ 小匙

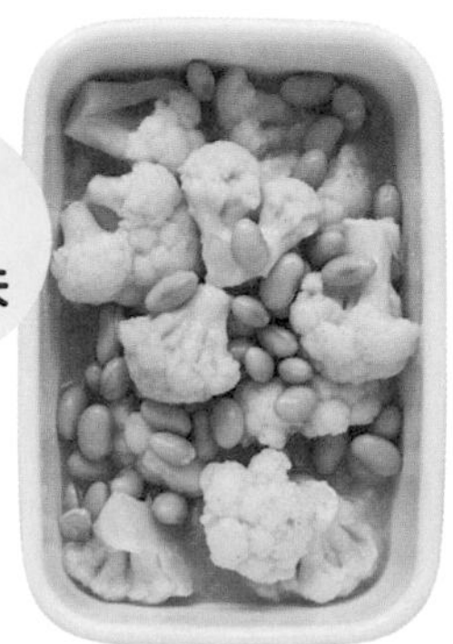

放冰箱可保存**5～6天**

作法

1. 把白花椰菜分成小朵，縱切成兩半。將 **A** 攪拌均勻。
2. 鍋中燒開 5 杯左右的水，放入花椰菜煮 1 分鐘後，加入大豆，馬上用篩網撈起瀝乾。趁熱加入 **A** 中攪拌均勻。
3. 放入冰箱冷藏 3 小時以上，使其入味。

1 餐份量

熱量	**70** kcal
醣類	**4.0** g
鹽分	**0.8** g

甘酒水泡菜

材料（便於製作的份量：4 餐份）

高麗菜 … 250g
甜椒 … 1/4 個（30g）
鹽 … 2 小匙
水 … 1/2 杯

A
- 甘酒 … 1/2 杯
- 鹽 … 1/4 小匙
- 大蒜（磨碎）… 1/2 片
- 生薑（磨碎）… 1 片
- 豆瓣醬 … 1/2 小匙
- 醋 … 1 小匙

作法

1. 將高麗菜切成 3cm 片狀，甜椒切成細絲。放入食品用的塑膠袋中，加入鹽和水，攪拌均勻放置 10 分鐘。
2. 擰乾 **1** 的水分，加入 **A** 拌勻。放入冰箱冷藏 3 小時以上，使其入味。

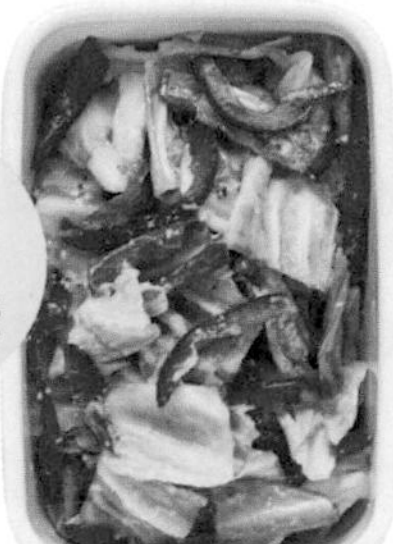

放冰箱可保存**4～5天**

1 餐份量

熱量	**29** kcal
醣類	**5.2** g
鹽分	**1.8** g

蒜蓉綠花椰小魚乾

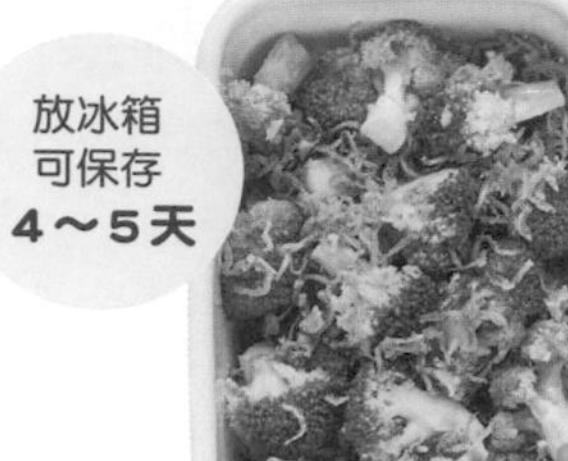

放冰箱可保存 **4～5天**

材料（便於製作的份量：4 餐份）

綠花椰菜 … 200g
小魚乾 … 20g
大蒜（切碎）… 2 片
特級初榨橄欖油 … 3 大匙
鹽 … 1/2 小匙

作法

1　把綠花椰菜分成小朵，太大朵的話切成兩半。
2　鍋中燒開 5 杯的水，放入花椰菜煮 1 分鐘後，用篩網撈起瀝乾。
3　將橄欖油和大蒜加入小平底鍋，中火加熱至大蒜變色後，放入小魚乾和鹽。等小魚乾變色後，加入 **2** 攪拌均勻。

1 餐份量	
熱量	**116** kcal
醣類	**1.5** g
鹽分	**1.1** g

鯖魚罐拌牛蒡味噌肉燥

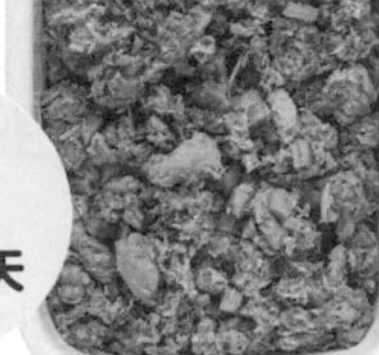

放冰箱可保存 **4～5天**

材料（便於製作的份量：4 餐份）

水煮鯖魚罐頭 … 2 罐（瀝乾醬汁後 300g）
芝麻油 … 1 大匙
牛蒡 … 1/2 條（50g）
味噌 … 2 大匙
甘酒 … 4 大匙

作法

1　牛蒡去皮，切成 5mm 塊狀。瀝乾水煮鯖魚罐頭的汁液，把魚肉撥散。
2　將芝麻油加入小鍋後加熱，放入牛蒡，以中火翻炒 2 分鐘。加入水煮鯖魚罐頭、味噌、甘酒攪拌均勻。
3　用 4 根筷子一邊攪拌一邊翻炒 1 分鐘左右，關火攪拌約 40 ～ 50 秒，再開火，重複 3 ～ 4 次。炒到水分蒸發不會黏鍋為止。可以配黃瓜或豆腐之類的一起吃。

1 餐份量	
熱量	**208** kcal
醣類	**5.8** g
鹽分	**1.8** g

醬油炒雙菇

材料（便於製作的份量：4 餐份）

金針菇 … 200g
美姬菇… 100g
水 … 1 大匙
生薑（切成細絲）… 1 片
醬油… 1 又 ½ 大匙

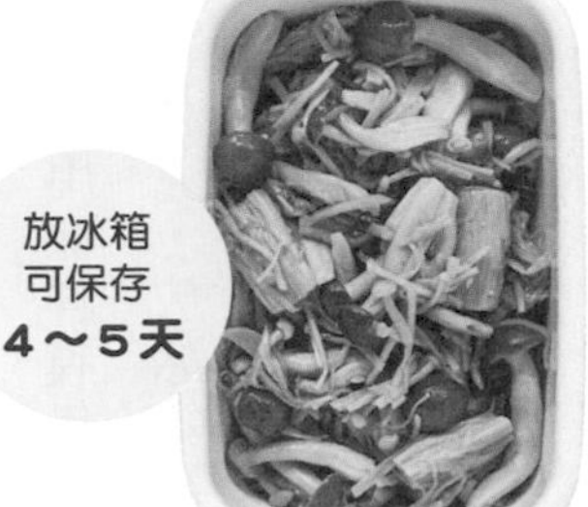

放冰箱
可保存
4～5天

作法

1 將金針菇切成 4cm 長，美姬菇分成小朵。
2 鍋中加入 1 和水，蓋上鍋蓋用中火加熱 3～4 分鐘。等開始冒泡後，掀開鍋蓋，加入生薑、醬油，一邊攪拌一邊煮 5～6 分鐘，直到水分變少為止。

1 餐份量

熱量	**21** kcal
醣類	**2.8** g
鹽分	**1.0** g

醬油漬海帶絲洋蔥

材料（便於製作的份量：4 餐份）

海帶絲（乾燥）… 20g（泡開後 125～130g）
洋蔥 … 1/4 顆（50g）

A
醬油 … 2 大匙
醋 … 1 又 ½ 大匙
甘酒 … 2 大匙
紅辣椒（切成小塊）… 1 條

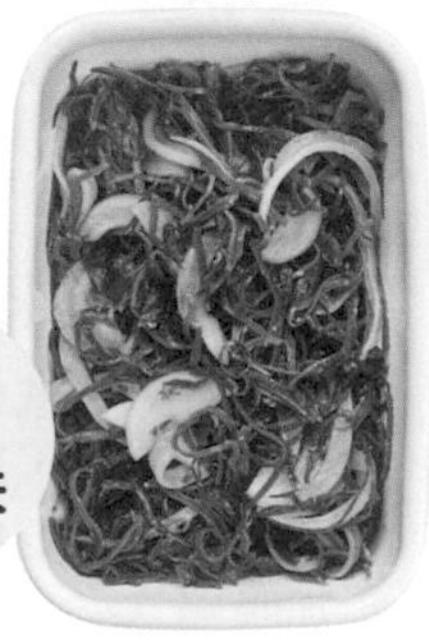

放冰箱
可保存
4～5天

作法

1 快速洗淨海帶絲，在水中浸泡 30 分鐘泡開。切成方便食用的長度。將洋蔥切成薄片。
2 將 A 倒入碗中攪拌均勻，再加入 1 拌勻。放入冰箱冷藏 1 小時以上，使其入味。

1 餐份量

熱量	**25** kcal
醣類	**3.5** g
鹽	**1.4** g

混合糙米飯

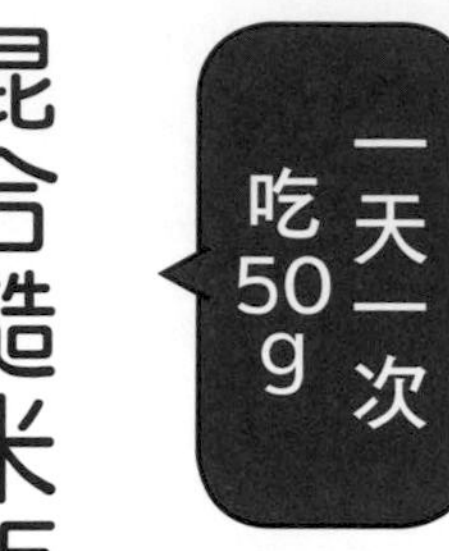

將煮好的五十公克糙米飯作為主食，一天吃一次。一次煮好後用保鮮膜包好分裝，每袋五十公克，放冰箱冷凍，需要的時候再拿出來吃就行了。吃的時候也可以灑上配料增加份量。

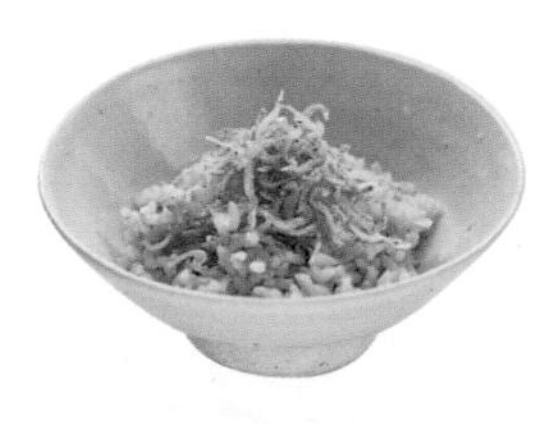

小魚乾糙米

小魚乾有分口感軟的跟口感硬的，酥脆一點的小魚乾能增加咀嚼次數，產生飽足感。

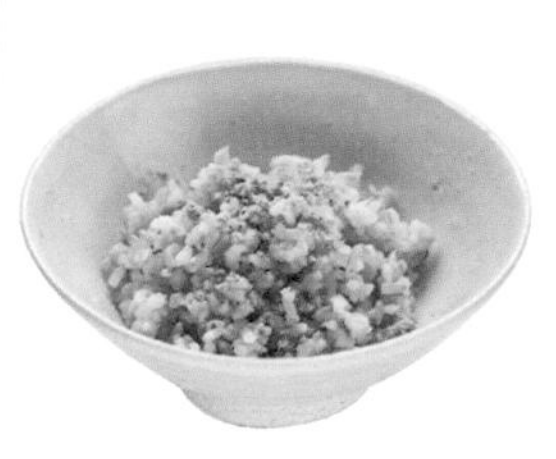

芝麻糙米

芝麻含有芝麻素，有減輕肝臟負擔的作用。

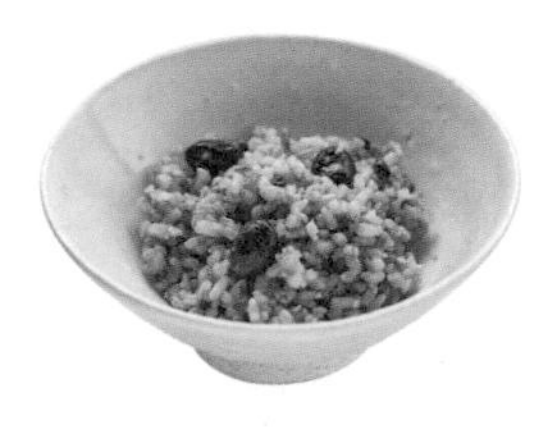

雜糧糙米

膳食纖維含有豐富的微量礦物質，可以增加咀嚼次數，改善腸道環境。和糙米一起混著煮。

食譜頁面的解說

材料的份量基本上是兩人份。有些菜色一次多做一點會比較好做，加上避免浪費材料等，也會有兩人份以上的份量。

顯示一人份的熱量、醣類和鹽分，給需要控制飲食，或是有肥胖問題的人參考。

註記菜名和這道菜的效果。

腦排毒飲食法
七天實踐食譜
第1天
早餐
高麗菜和生薑促進排毒，味噌給腸道帶來益菌
高麗菜絲生薑味噌湯
材料（2人份）
高麗菜 … 150g
生薑 … 1片
水 … 1又1/2杯
味噌 … 2大匙
1人份
熱量 53 kcal
醣類 5.8 g
鹽分 2.2 g
作法
1 將高麗菜和生薑切成細絲。
2 將1和水加入小鍋中，以中火加熱，煮開後用小火煮3～4分鐘，放入味噌，關火。
119
腦排毒飲食法
腦排毒飲食法
七天實踐
食譜
第1天
重點是了解一餐的適當份量，
還有習慣糙米的味道！
也許會覺得一餐的份量很少，但這是釋放毒素的適當份量。早上吃得清淡，中午吃一點有飽足感的東西，晚上用小菜和糙米飯糰填飽肚子，肚子餓了就吃點心。白天活動量大的人可以在中午吃糙米，但一天只吃一次，其他「排毒料理」的話，增加吃的次數和量也沒關係。
雞蛋的挑選方法
118

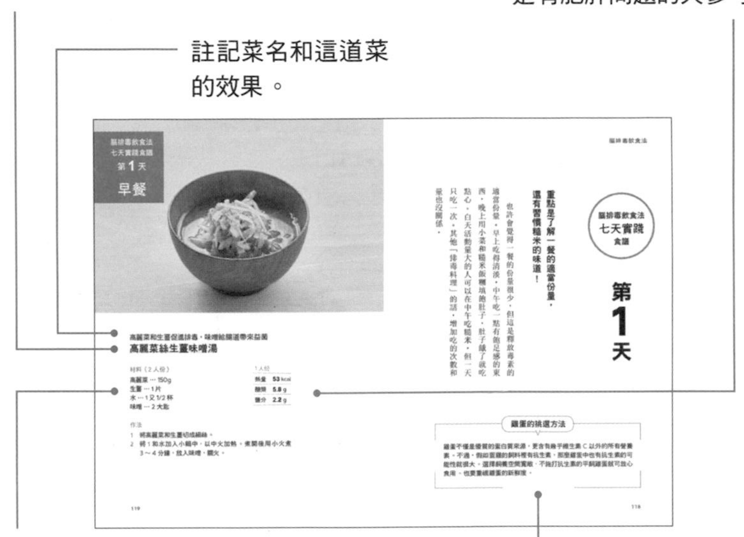

食材基本上會按照材料、副材料、調味料等順序記載。請作為購物時的參考。

介紹腦排毒飲食法的食材挑選方法。

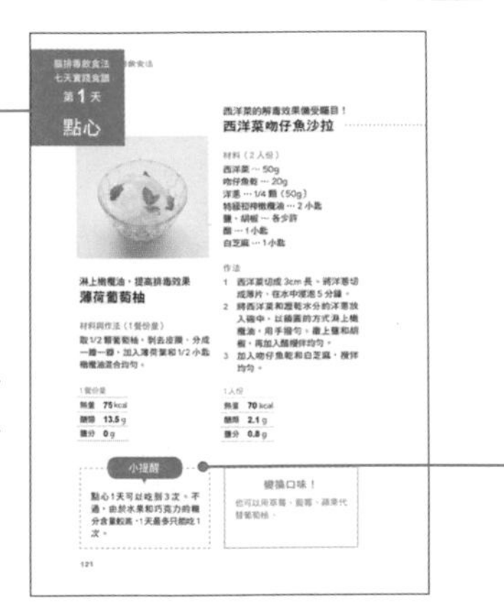

點心一天最多可以吃3次。請從7天份的食譜中選擇自己喜歡的點心來吃。

關於點心的一句小提醒。

● 1杯＝200ml、1大匙＝15ml、1小匙＝5ml。
● 除非另有說明，省略洗菜、削皮等基本步驟。
● 橄欖油全部使用特級初榨橄欖油。

腦排毒飲食法
七天實踐
食譜

第1天

重點是了解一餐的適當份量，還有習慣糙米的味道！

也許會覺得一餐的份量很少，但這是釋放毒素的適當份量。早上吃得清淡，中午吃一點有飽足感的東西，晚上用小菜和糙米飯糰填飽肚子，肚子餓了就吃點心。白天活動量大的人可以在中午吃糙米，但一天只吃一次。其他「排毒料理」的話，增加吃的次數和量也沒關係。

雞蛋的挑選方法

雞蛋不僅是優質的蛋白質來源，更含有幾乎維生素 C 以外的所有營養素。不過，假如蛋雞的飼料裡有抗生素，那麼雞蛋中也有抗生素的可能性就很大。選擇飼養空間寬敞，不施打抗生素的平飼雞蛋就可放心食用。也要重視雞蛋的新鮮度。

腦排毒飲食法
七天實踐食譜
第 1 天

早餐

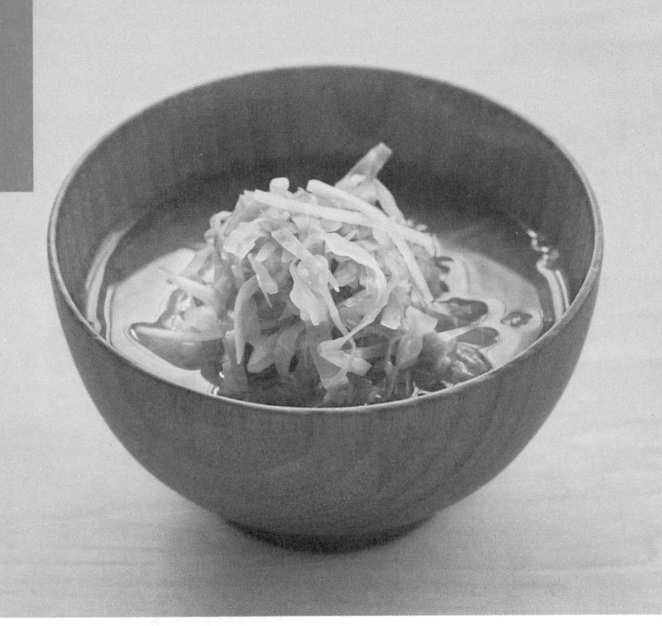

高麗菜和生薑促進排毒，味噌給腸道帶來益菌

高麗菜絲生薑味噌湯

材料（2 人份）

高麗菜 … 150g
生薑 … 1 片
水 … 1 又 1/2 杯
味噌 … 2 大匙

1 人份	
熱量	**53** kcal
醣類	**5.8** g
鹽分	**2.2** g

作法

1 將高麗菜和生薑切成細絲。
2 將 1 和水加入小鍋中，以中火加熱。煮開後用小火煮 3 ～ 4 分鐘，放入味噌拌勻，關火。

腦排毒飲食法
七天實踐食譜
第 **1** 天

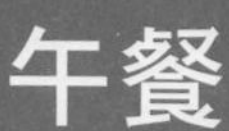

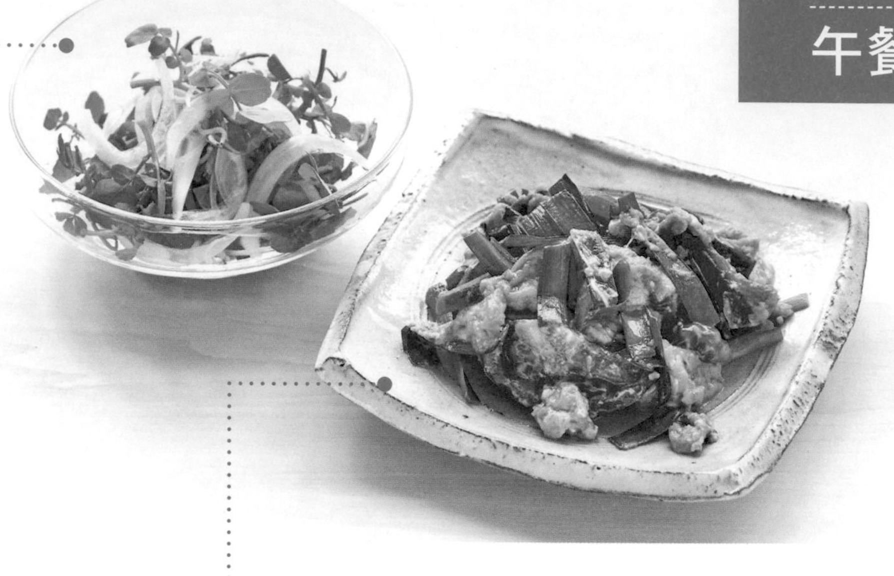

韭菜和番茄的抗氧化作用，讓細胞充滿活力

韭菜番茄炒蛋

1 人份	
熱量	**202** kcal
醣類	**5.1** g
鹽分	**1.6** g

材料（2 人份）

韭菜 … 70g
牛番茄 … 1 顆（200g）
蛋 … 3 顆
芝麻油 … 1 大匙
醬油 … 1 大匙

作法

1 將韭菜切成 4cm 長，番茄去蒂切成 8 等份的半月形。
2 把蛋打散，加入醬油拌勻。
3 將芝麻油倒入小平底鍋加熱，放入韭菜、番茄，以中火煎 2 分鐘，上下翻面。
4 轉成大火，以繞圓的方式均勻倒入蛋液，待蛋液開始變熟後離火，攪拌均勻。

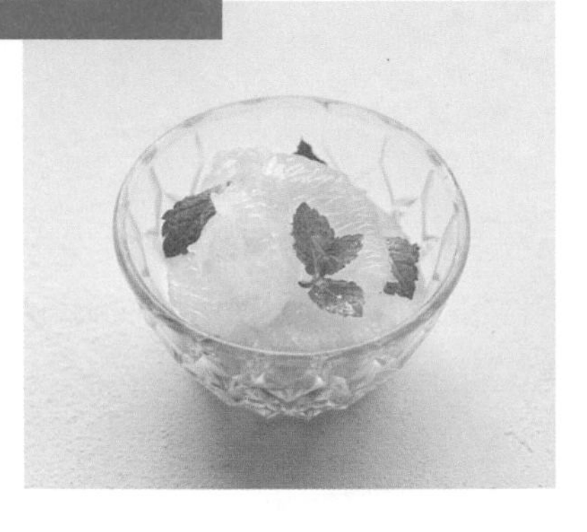

淋上橄欖油，提高排毒效果

薄荷葡萄柚

材料與作法（1 餐份量）

取 1/2 顆葡萄柚，剝去皮膜，分成一瓣一瓣，加入薄荷葉和 1/2 小匙橄欖油混合均勻。

1 餐份量

熱量	**75** kcal
醣類	**13.5** g
鹽分	**0** g

變換口味！

也可以用草莓、藍莓、蘋果代替葡萄柚。

西洋菜的解毒效果備受矚目！

西洋菜魩仔魚沙拉

材料（2 人份）

西洋菜 … 50g
魩仔魚乾 … 20g
洋蔥 … 1/4 顆（50g）
特級初榨橄欖油 … 2 小匙
鹽、胡椒 … 各少許
醋 … 1 小匙
白芝麻 … 1 小匙

作法

1. 西洋菜切成 3cm 長。將洋蔥切成薄片，在水中浸泡 5 分鐘。
2. 將西洋菜和瀝乾水分的洋蔥放入碗中，以繞圓的方式淋上橄欖油，稍微拌勻。撒上鹽和胡椒，再加入醋攪拌均勻。
3. 加入魩仔魚乾和白芝麻，攪拌均勻。

1 人份

熱量	**70** kcal
醣類	**2.1** g
鹽分	**0.8** g

小提醒

點心 1 天可以吃到 3 次。不過，由於水果和巧克力的糖分含量較高，1 天最多只能吃 1 次。

晚餐

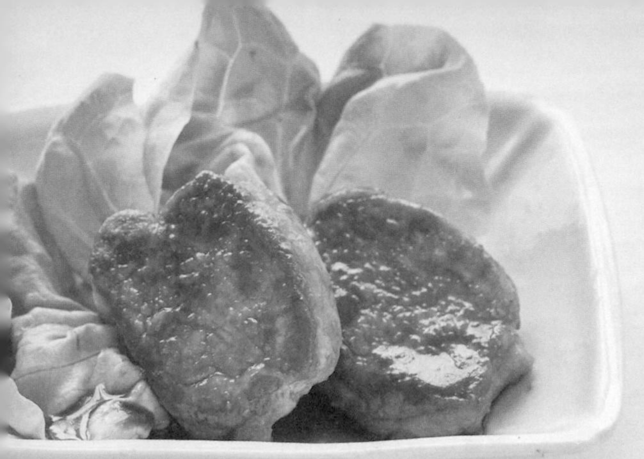

用甘酒代替砂糖，改善腸內環境

照燒豬里肌

材料（2 人份）

豬里肌 … 250g
小麥粉 …2 小匙
芝麻油 … 1 大匙
A｜醬油 … 1 大匙
　｜甘酒 … 2 大匙
生菜 … 適量

作法

1 豬里肌切成 1.5cm 厚，裹上小麥粉。
2 將芝麻油加入平底鍋，以中火加熱，將 1 煎 2 分鐘，翻面再煎 1 分鐘。
3 擦去平底鍋裡的油，轉大火，沿著鍋邊，以繞圓的方式加入 A。將醬汁淋在肉上煮 1 分鐘左右後，和生菜一起盛入碗中。

1 人份

熱量	**250** kcal
醣類	**6.2** g
鹽分	**1.5** g

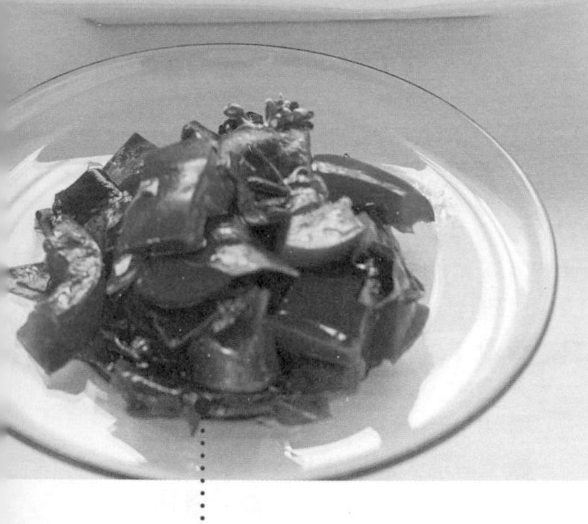

排毒小菜

解毒食品裙帶菜 & 富含胡蘿蔔素的甜椒的絕妙組合

醬油漬甜椒裙帶菜

作法在第 112 頁

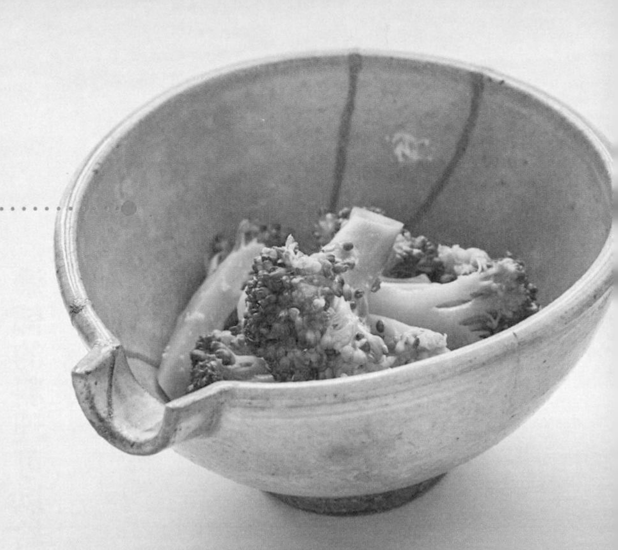

排毒力強的綠花椰菜，加上味噌和甘酒提升效果

芥末拌綠花椰菜

材料（2 人份）

綠花椰菜 … 100g

A
- 顆粒芥末醬 … 1 小匙
- 味噌 … 1 小匙
- 甘酒 … 2 小匙

作法

將綠花椰菜分成小朵，汆燙 2 分鐘後，用篩網撈起放涼。和攪拌好的 A 拌勻。

1 人份

熱量	**32** kcal
醣類	**2.2** g
鹽分	**0.5** g

將膳食纖維豐富的糙米，作為固定的主食來源

糙米飯糰

材料（2 人份）

糙米飯 … 100g

作法

將糙米飯分成 2 等份，做成飯糰 。

1 人份

熱量	**83** kcal
醣類	**17.1** g
鹽分	**0** g

腦排毒飲食法
七天實踐
食譜

第2天

濃郁的料理可以給大腦帶來飽足感！

早上的雙菇湯，以奶油煮出香醇滋味，中午的沙拉則將脂肪含量高的酪梨搗碎做成濃郁沙拉醬。晚上除了用豆漿味噌湯填飽肚子之外，還準備了炒菜。乍看之下也許份量少，但只要使用口味濃郁的食材，就能產生飽足感。每一口都至少咬個30次，食慾也能獲得滿足。

點心的挑選方法

可以吃含醣量少的東西，或是含有膳食纖維、有嚼勁的東西。滿足這個條件的有堅果、砂糖少的黑巧克力、僅煮過或蒸過的大豆、不會太甜的柑橘類或莓果類、無調味的魷魚乾、小魚乾等海產品。

腦排毒飲食法
七天實踐食譜
第 **2** 天

早餐

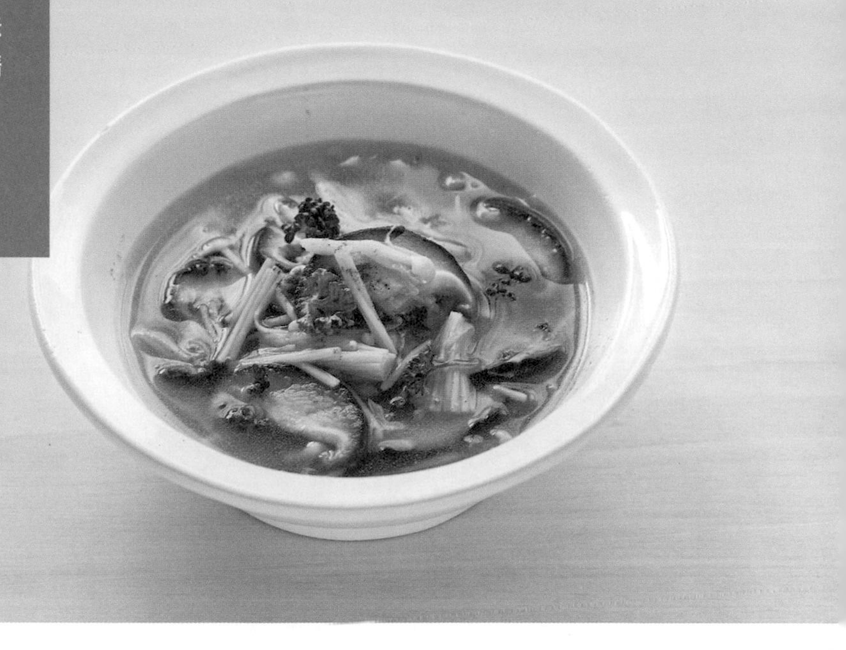

鮮美菇類加上醇厚奶油，好吃又排毒

奶油雙菇湯

材料（2 人份）

香菇… 4 朵（60g）
金針菇 … 100g
水 … 1 又 3/4 杯
鹽 … 小匙 1/2
奶油 … 10g
胡椒… 少許
香菜 … 少許

1 人份	
熱量	**54** kcal
醣類	**2.3** g
鹽分	**1.6** g

作法

1 把香菇切成薄片，金針菇切成 3cm 長。
2 將 1 放入小鍋攤開，加入 1 大匙的水 (不含在材料內)，蓋上鍋蓋開中火。聽到沸騰的冒泡聲後，打開鍋蓋輕輕攪拌，加入奶油炒 1 分鐘。
3 倒入準備好的 1 又 3/4 杯水，煮沸後用小火煮 1 ～ 2 分鐘。加鹽攪拌，關火。裝盤，撒上胡椒和香菜。

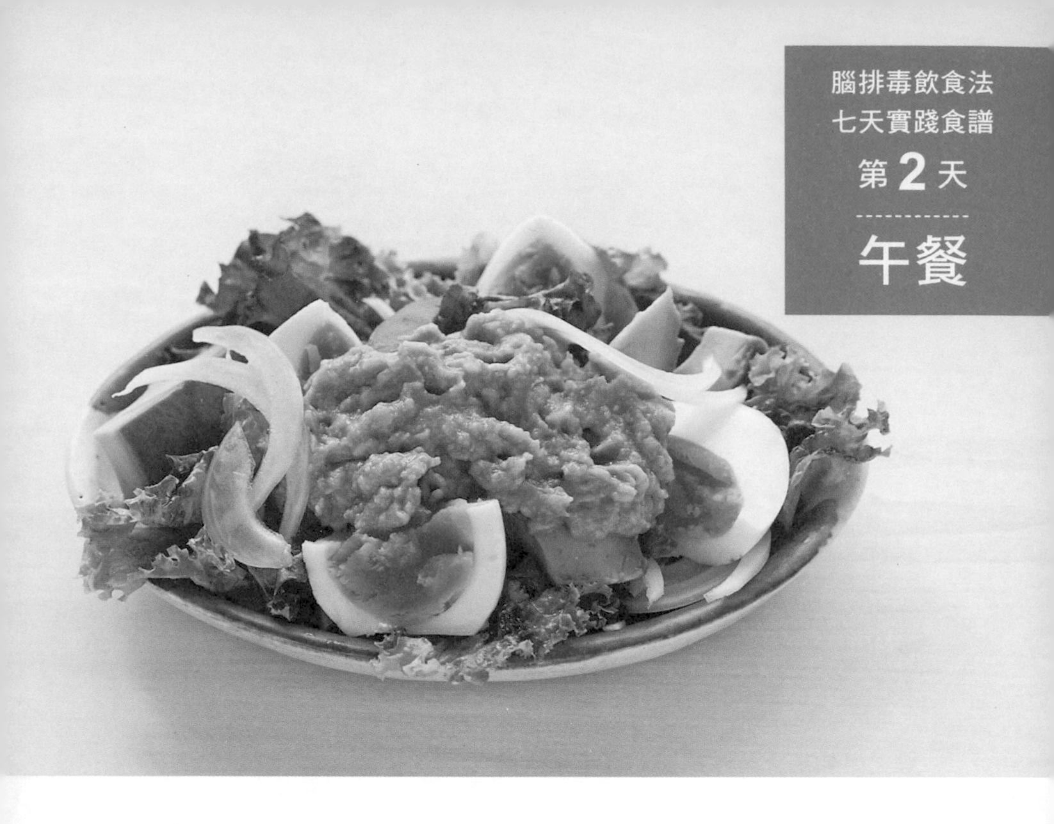

促進排毒的酪梨醬，拌入任何沙拉都 OK

酪梨水煮蛋沙拉

材料（2 人份）

酪梨 … 1 個（170g）
全熟水煮蛋（沸騰後煮 10 分鐘）… 2 顆
洋蔥 … 1/4 顆（50g）
紅葉萵苣 … 2 片（50g）

A
- 鹽 … 1/4 小匙
- 醋 … 1 大匙
- 特級初榨橄欖油 … 2 小匙

1 人份	
熱量	**286** kcal
醣類	**3.2** g
鹽分	**0.9** g

作法

1 酪梨用刀切開後，用手扭轉成兩半，去籽，削皮。將其中一半用叉子搗碎，與 A 攪拌均勻。
2 把水煮蛋和剩下的酪梨切成方便食用的大小。洋蔥切成薄片。將紅葉萵苣一片一片撕開。
3 將 2 於容器上攤開，淋上 1。吃的時候將整體攪拌均勻。

點心

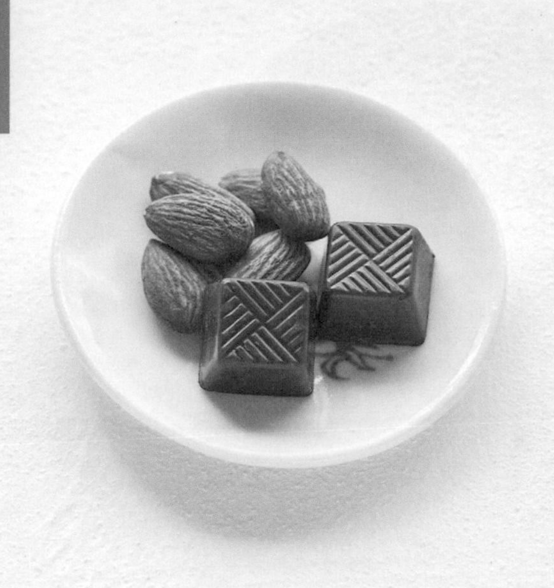

排毒零食的黃金組合

堅果＆巧克力

材料與作法

無鹽杏仁（10 粒）和可可含量70% 以上的黑巧克力（15g）拼盤。

1 人份

熱量	**114** kcal
醣類	**8.0** g
鹽分	**0** g

小提醒

吃不夠的話，可以多加一點杏仁。除此之外，也可以追加其他兩份點心。

變換口味！

也可以把杏仁換成核桃、腰果或開心果。

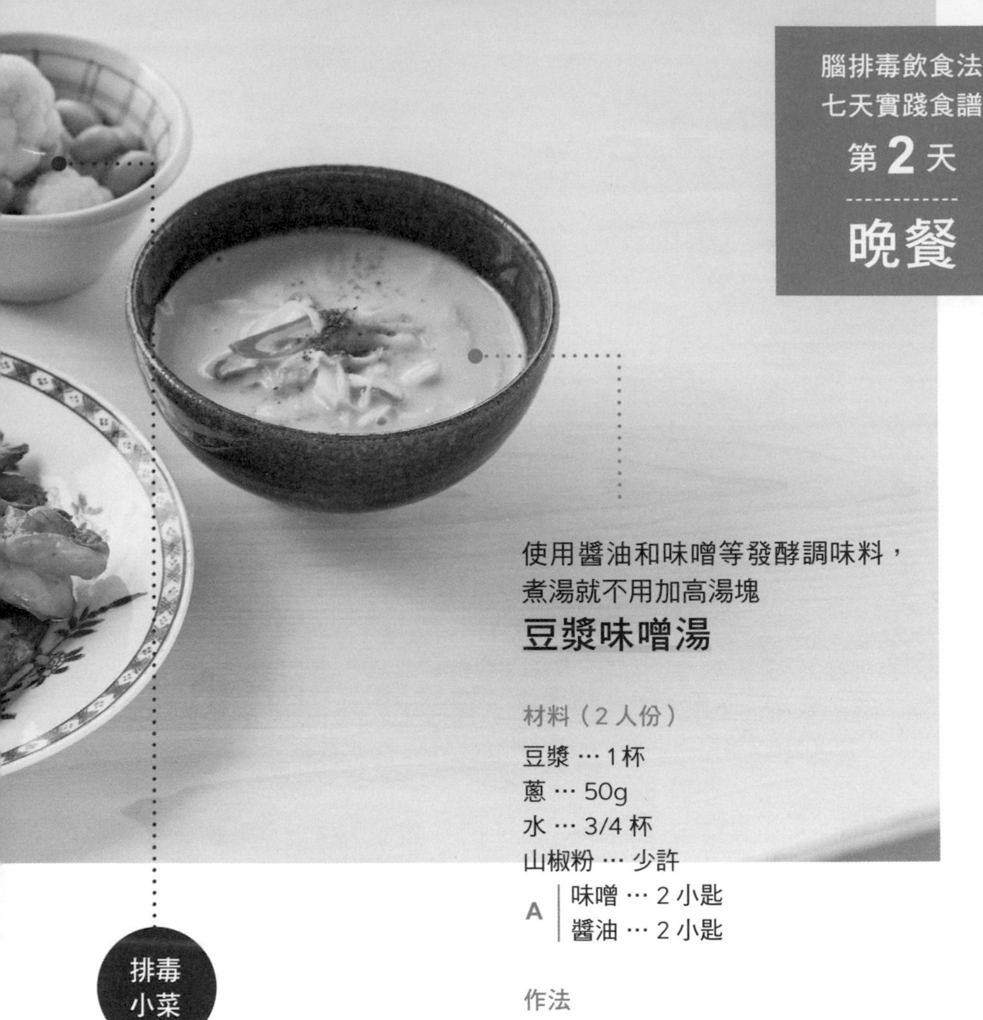

腦排毒飲食法
七天實踐食譜
第 2 天

晚餐

使用醬油和味噌等發酵調味料，
煮湯就不用加高湯塊

豆漿味噌湯

材料（2 人份）

豆漿 … 1 杯
蔥 … 50g
水 … 3/4 杯
山椒粉 … 少許
A | 味噌 … 2 小匙
　| 醬油 … 2 小匙

作法

1　把蔥斜切成薄片。
2　將 1 和水加入小鍋，開中火，煮開後用小火煮 2 分鐘。
3　倒入豆漿，加入 A 加熱。盛入碗中撒上山椒粉。

1 人份	
熱量	**72** kcal
醣類	**5.9** g
鹽分	**1.6** g

排毒小菜

白花椰菜與大豆的排毒料理，促進排毒的同時攝取植物性蛋白質

醃大豆白花椰菜

作法在第 113 頁

用有嚼勁的小魚乾增加咀嚼次數

小魚乾糙米飯糰

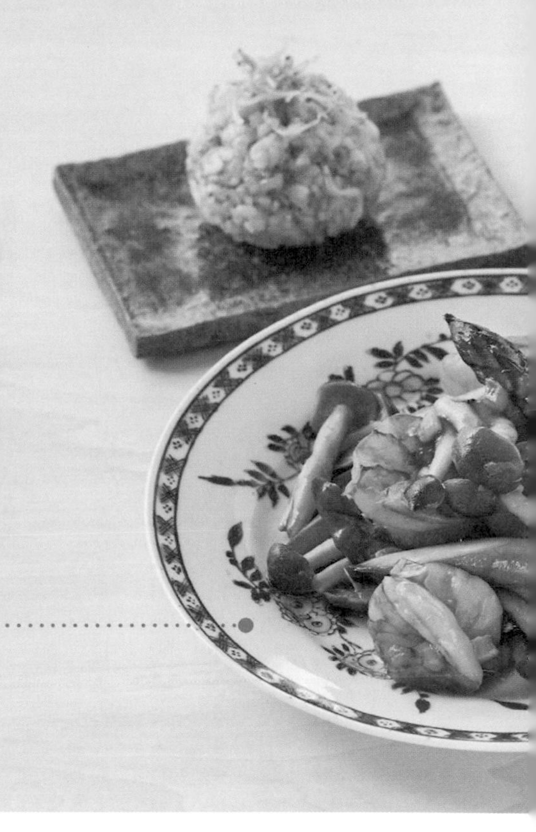

材料（2 人份）

糙米飯 … 100g
小魚乾 … 2g

作法

將糙米飯分成 2 等份做成飯糰，再以小魚乾點綴。

1 人份

熱量	**85** kcal
醣類	**17.1** g
鹽分	**0.1** g

蘆筍可以抑制活性氧的產生

蒜炒蘆筍蝦仁

材料（2 人份）

蝦仁 … 250g
蘆筍 … 4 根（100g）
美姬菇 … 50g
大蒜 … 1 片
太白粉 …1 小匙
芝麻油 … 4 小匙

A
蠔油 … 2 小匙
醬油 … 1 小匙
水 … 1 大匙

作法

1 蝦仁背上劃一刀，裹上太白粉。大蒜切成 5mm 大小，蘆筍斜切。美姬菇分成小朵。
2 芝麻油加入平底鍋，以中火加熱，將 1 撥散開來炒 2 ～ 3 分鐘。翻面後，繼續炒 1 分鐘。
2 將材料集中到鍋子邊緣，空出中間，放入 A 煮開。上下攪拌均勻，使其入味。

1 人份

熱量	**212** kcal
醣類	**5.4** g
鹽分	**1.6** g

腦排毒飲食法
七天實踐
食譜

第3天

吃麵的話，十割蕎麥麵是唯一選擇！關鍵用甘酒來增添甜味

該注意的是中午的蕎麥麵。主食基本上是富含礦物質和膳食纖維、需要多次咀嚼的糙米，但也可以用日式蕎麥麵代替。不過，條件是不含小麥粉的十割蕎麥麵。市售蕎麥麵沾醬大多很甜，所以用發酵調味料的醬油、發酵飲料的甘酒代替砂糖，加上香氣濃郁的芝麻油，吃起來比較順口。

肉品的挑選方法

即使不吃肉，也可以從平飼雞蛋、天然魚和大豆製品中獲取足夠的蛋白質。想吃肉的話，選擇飼養環境良好、稍微高級一點的本土雞肉，吃新鮮牧草長大的草飼牛，本土豬里肌等，肥肉比例少、以安全飼料飼養的肉品，或是在大自然中長大的野味也不錯。

腦排毒飲食法
七天實踐食譜
第 3 天

早餐

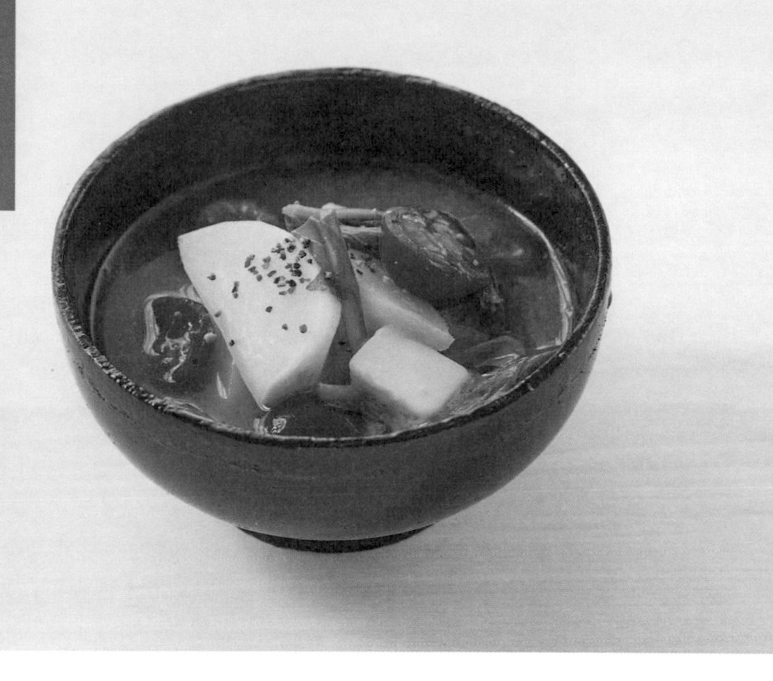

蕪菁有助解毒，番茄中的茄紅素可以抑制氧化

奶油蕪菁番茄味噌湯

材料（2 人份）

蕪菁 … 2 個小顆的（140g）
蕪菁葉（粗略切碎）… 少許
小番茄 … 4 個
水 … 1 又 3/4 杯
味噌 … 4 小匙
奶油 … 15g
粗粒胡椒 … 少許

1 人份	
熱量	**100** kcal
醣類	**5.6** g
鹽分	**1.6** g

作法

1 把蕪菁去皮，切成 1cm 厚的半月形。小番茄去蒂切成一半。
2 將蕪菁和水放入小鍋，中火加熱，煮開後用小火煮 8 分鐘。
3 放入味噌，加入小番茄煮 2 ～ 3 分鐘。加入蕪菁葉後關火。盛入碗中，放上奶油，撒上粗粒胡椒。

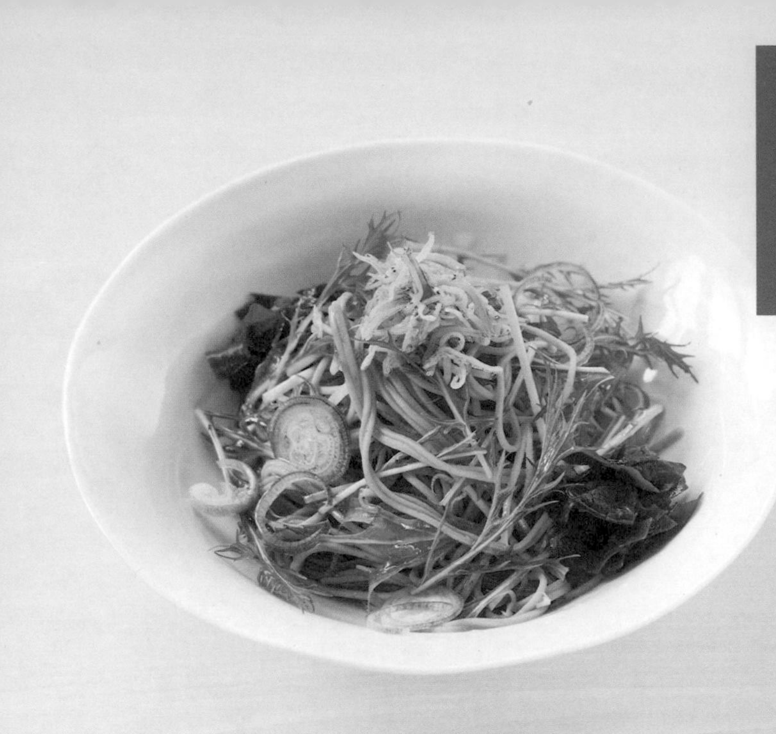

腦排毒飲食法
七天實踐食譜
第 **3** 天

午餐

十割蕎麥麵可以代替糙米作為主食

魩仔魚拌蕎麥麵

1 人份

熱量	**312** kcal
醣類	**42.4** g
鹽分	**2.3** g

材料（2 人份）

十割蕎麥麵⋯ 150g
魩仔魚乾 ⋯ 30g
蘘荷⋯ 2 條
生薑 ⋯ 1/2 片
水菜 ⋯ 30g
乾燥裙帶菜 ⋯ 1 大匙
A
醬油 ⋯ 1 大匙
甘酒 ⋯ 2 小匙
芝麻油 ⋯ 1 大匙

作法

1. 蘘荷切成小塊，生薑切成細絲。水菜切成 3cm 長，放入冷水使其變脆。將裙帶菜放入水中浸泡 10 分鐘泡開後，瀝乾水分。
2. 按照包裝上的時間提示，以大量熱水將蕎麥麵煮熟後，放入冷水中，充分冷卻後瀝乾。
3. 將蘘荷、生薑、水菜、蕎麥麵拌勻後盛入碗中，放上裙帶菜和魩仔魚乾。淋上混合好的 **A**，吃的時候將整體攪拌均勻。

點心

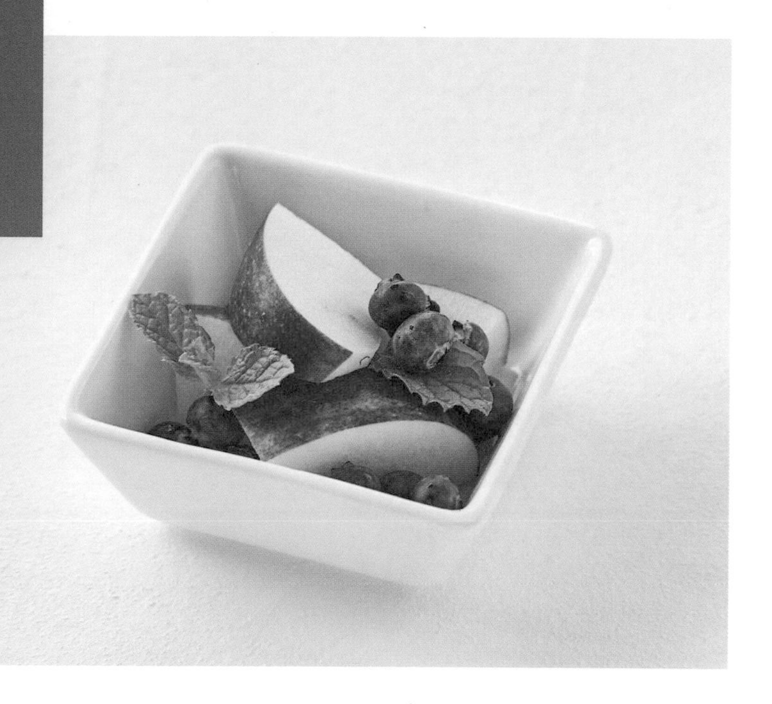

用果皮和果實中的植物化學成分停止老化！

藍莓蘋果拼盤

材料與作法（1 餐份量）

把 50g 蘋果切成一口大小和 50g 藍莓拼盤，點綴上薄荷葉即完成。

1 人份

熱量	**53** kcal
醣類	**11.9** g
鹽分	**0** g

小提醒

蘋果果皮和藍莓富含具高抗氧化能力的花青素。如果不是無農藥栽培，記得用水仔細沖洗乾淨。

變換口味！

把水果換成水果乾（椰棗、無花果、黑棗乾）也 OK。

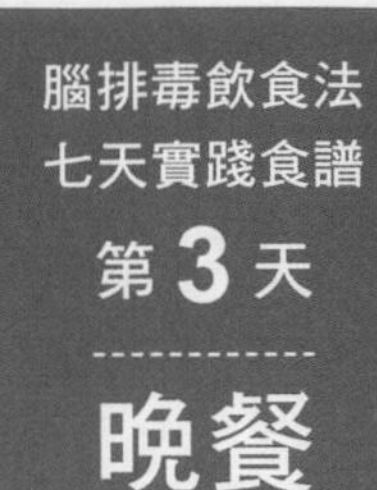

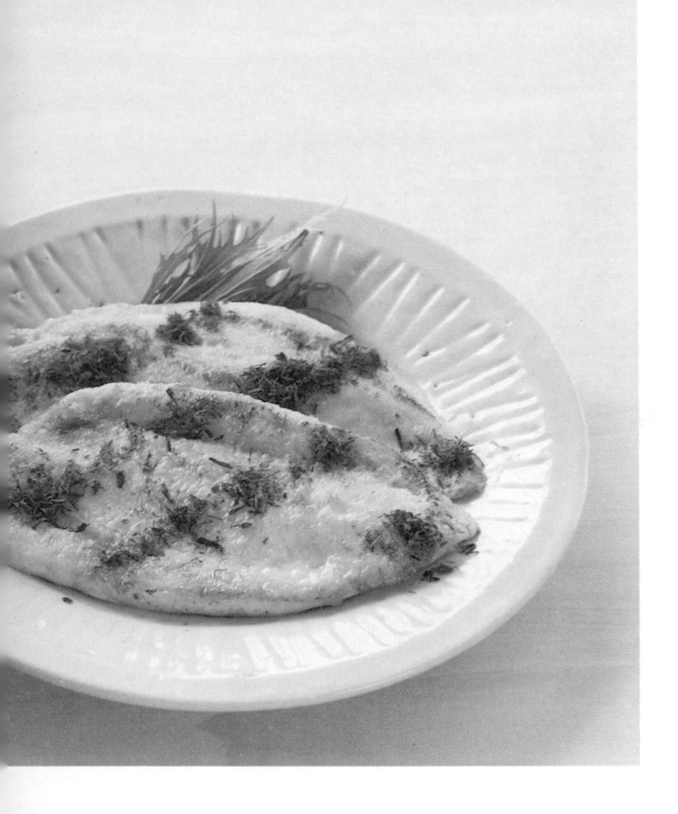

使用具抗氧化作用的奶油和
解毒效果的青海苔來調味

義式奶油雞柳

1 人份	
熱量	**241** kcal
醣類	**3.5** g
鹽分	**1.4** g

材料（2 人份）

雞柳 … 4 條

A
- 鹽 … 1/3 小匙
- 水 … 1 大匙
- 胡椒 … 少許
- 小麥粉 … 1 大匙

蛋 … 1 顆

奶油 … 15g

青海苔… 少許

水菜 … 適宜

作法

1. 雞柳去筋，蓋上保鮮膜，用桿麵棍之類的工具拍打 10 次左右，撕開保鮮膜。把 **A** 放入碗中攪拌好後，加入拍打好的肉塊，用手揉勻。
2. 把蛋打入 **1** 的碗中。
3. 平底鍋加熱，等奶油融化後，將 **2** 放在融化的奶油上面。以中火煎 3 分鐘，上下翻面再煎 1 分鐘。和水菜一起裝盤，撒上青海苔。

大量使用解毒食材和發酵調味料的排毒料理

甘酒水泡菜

作法在第 113 頁

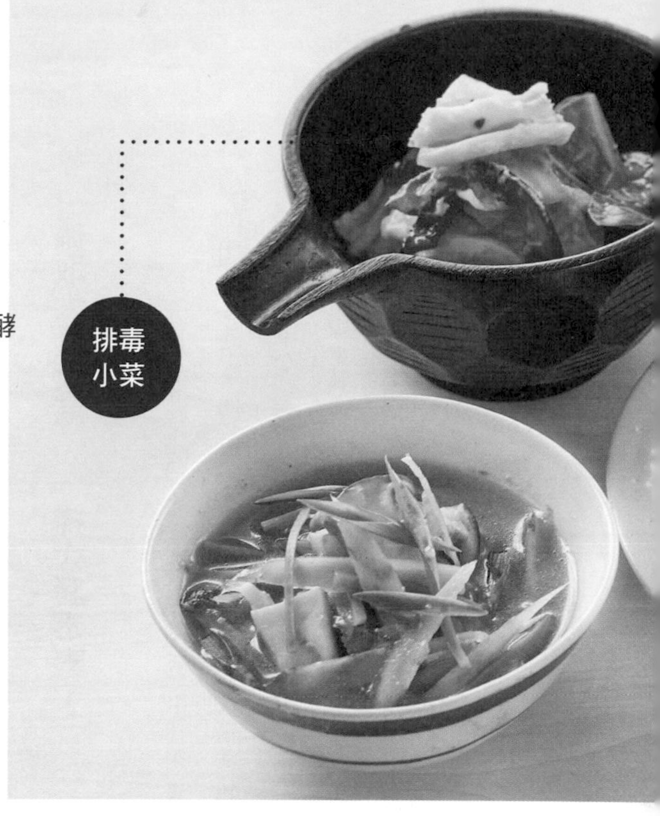

攝取充足的膳食纖維，
改善腸內環境

杏鮑菇牛蒡炒紅蘿蔔絲湯

1 人份	
熱量	**100** kcal
醣類	**7.3** g
鹽分	**1.3** g

材料（2 人份）

牛蒡 … 50g
杏鮑菇 … 1本（50g）
紅蘿蔔 … 20g
水 … 2 杯
醬油 … 1大匙
甘酒 … 2 大匙
芝麻油 … 1大匙
蔥葉（斜切）… 適量

作法

1 牛蒡斜削成薄片，在水中浸泡 5 分鐘左右，瀝乾水分。杏鮑菇從長邊對切成兩半、切薄，紅蘿蔔切成細絲。
2 將 **1** 放入小鍋攤開，加入水蓋上鍋蓋用中火加熱。聽到沸騰的冒泡聲後，打開鍋蓋輕輕攪拌，加入芝麻油翻炒 1 分鐘。
3 加入醬油、甘酒攪拌，加水煮沸後用小火煮 2 分鐘。盛入碗中，有的話撒上蔥葉。

腦排毒飲食法
七天實踐
食譜

第4天

攝取大量大蒜，一掃大腦毒素！

今天是大蒜之日！大蒜是優秀的排毒食材，不僅能用來炒菜，還可以煮湯。雖然和人講話的時候散發的氣味令人在意，但產生氣味的成分蒜素具有解毒、殺菌作用，其殺菌作用也有助於消滅沙門氏菌、病原性黴菌和寄生蟲。韭菜、洋蔥、蔥等食物也含有蒜素。

水果的挑選方法

水果含有果糖，也含有豐富的維生素C，具有很強的抗氧化作用。挑選時，選擇柑橘類和莓果類等口味清甜，帶有自然酸味的水果。打成果汁一口氣喝光的話，會有糖分攝取過多的危險！

腦排毒飲食法
七天實踐食譜
第 **4** 天

早餐

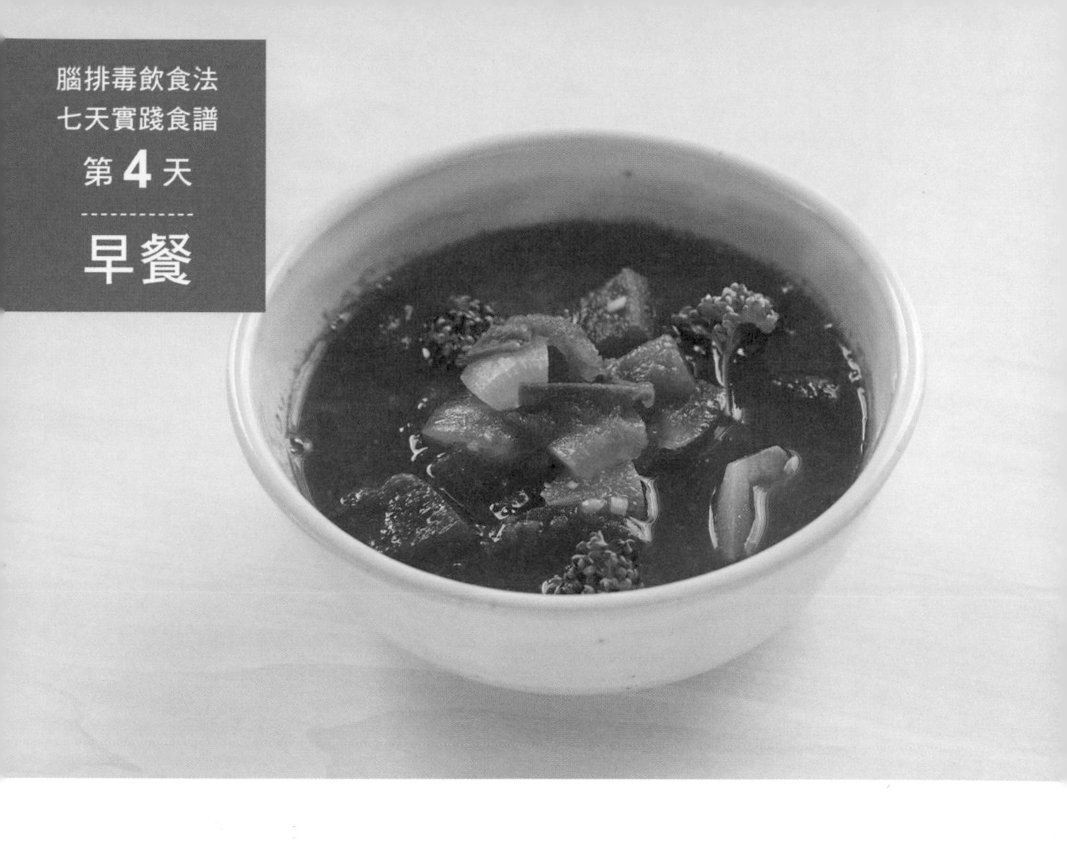

同時攝取高抗氧化能力的蔬菜和橄欖油

義式番茄蔬菜湯

材料（2 人份）

洋蔥 … 1/4 顆（50g）
牛番茄 … 1顆（200g）
甜椒 … 1/2 個（80g）
大蒜（切碎）… 1片
特級初榨橄欖油 … 4 小匙

A
- 水 … 1 又 1/2 杯
- 鹽 … 小匙

1 人份

熱量	**121** kcal
醣類	**8.8** g
鹽分	**2.0** g

作法

1. 洋蔥、甜椒切成 1.5 ～ 2cm 大小，番茄去蒂切成 2cm 塊狀。
2. 橄欖油和大蒜放入鍋中，以中火加熱，等大蒜散發香味後，放入洋蔥和甜椒炒 2 分鐘。
3. 洋蔥熟透後，加入番茄炒 2 分鐘。番茄變脆後，加入 **A** 用中火煮開。煮沸後轉小火燉煮 10 分鐘。

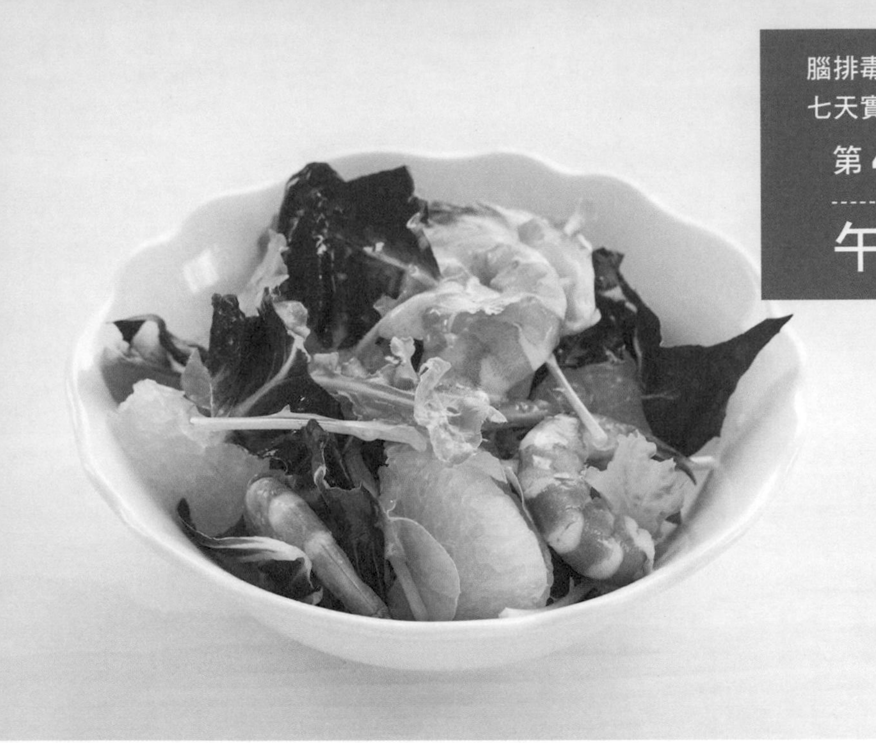

腦排毒飲食法
七天實踐食譜
第 **4** 天

午餐

葡萄柚的排毒效果很好！

鮮蝦葡萄柚芝麻菜沙拉

材料（2 人份）

沙拉用的水煮蝦 … 200g
葡萄柚 … 1顆
芝麻菜 … 30g
綜合生菜葉、紫萵苣之類喜歡的葉菜 … 20g

A
特級初榨橄欖油 … 4 小匙
鹽 … 1/3 小匙
黃芥末醬或是黃芥末 … 1小匙

1人份	
熱量	**245** kcal
醣類	**9.5** g
鹽分	**1.6** g

作法

1 葡萄柚剝去外皮和皮膜，切成一口大小。
2 芝麻菜和葉菜類切成一口大小。
3 將葡萄柚、蔬菜、蝦子混合在一起，用攪拌好的 **A** 拌勻。

腦排毒飲食法
七天實踐食譜
第 **4** 天

點心

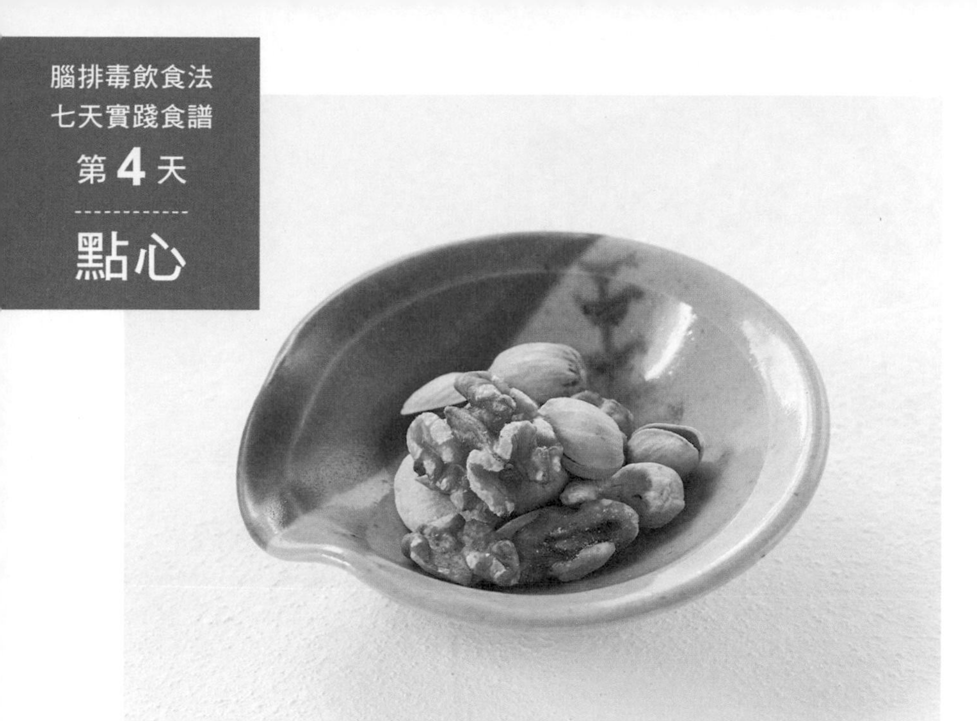

攝取好油的同時，滿足肚子和味蕾

綜合堅果

材料與作法

餐的份量為核桃和開心果共 25g。

1 人份

熱量	**165** kcal
醣類	**2.5** g
鹽分	**0** g

小提醒

未烘焙的無鹽堅果是最理想的，也可以換成腰果或澳洲胡桃。

變換口味！

改成堅果混合水果乾也 OK。（核桃 & 椰棗、杏仁 & 杏桃乾、腰果 & 無花果等）

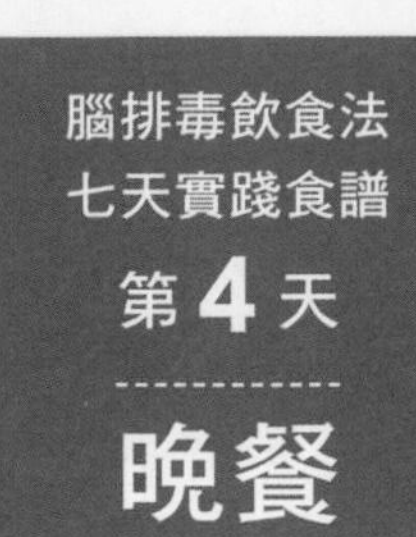

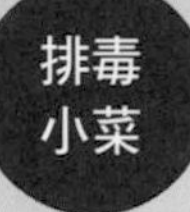

具有解毒效果，綠花椰菜
和大蒜的排毒料理

蒜蓉綠花椰小魚乾

作法在第 114 頁

韭菜的獨特香味，
有很強的抗菌、抗黴菌作用！

微波爐蒸雞

材料（2 人份）

雞胸肉 … 1 片（200g）

A
- 酒 … 2 大匙
- 水 … 2 大匙
- 鹽 … 1/2 小匙

B
- 韭菜 … 30g
- 芝麻粉 … 1 大匙
- 醬油 … 1 大匙
- 醋 … 1 小匙
- 芝麻油 … 1 大匙

甜椒 … 適量

1 人份

熱量	**240** kcal
醣類	**1.5** g
鹽分	**1.9** g

作法

1. 雞肉蓋上保鮮膜，用桿麵棍之類的工具在比較厚的部分拍打 50 次左右，使厚度均勻。
2. 將 **B** 的韭菜切成 2mm 寬，與其他材料攪拌均勻。
3. 把雞肉和 **A** 放入耐熱盤中，稍微揉勻後攤開，用保鮮膜輕輕蓋上，放入微波爐（600w）加熱 5 分鐘。表面還有一點粉紅色也沒關係。雞肉上下翻面，用保鮮膜密封放置 10 分鐘，用餘熱繼續加熱。
4. 將 **3** 的蒸雞切成方便食用的大小盛盤，淋上 **2**。有甜椒的話，切成細絲放在上面。

芝麻含有豐富的芝麻素，
有助肝臟解毒

糙米飯糰撒白芝麻粉

材料（2 人份）

糙米飯 … 100g
白芝麻粉 … 2g

作法

將糙米飯分成兩等份做成飯糰，撒上白芝麻粉做點綴。

1 人份	
熱量	**89** kcal
醣類	**17.2** g
鹽分	**0** g

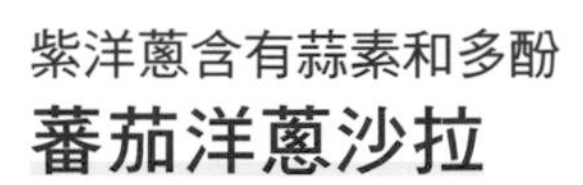

紫洋蔥含有蒜素和多酚

蕃茄洋蔥沙拉

材料（2 人份）

牛番茄 … 1 顆（200g）
紫洋蔥或洋蔥（切碎）… 1/4 顆（50g）

A
- 鹽 … 1/4 小匙
- 醋 …1 小匙
- 特級初榨橄欖油… 2 小匙

西洋菜 … 適量

1 人份	
熱量	**66** kcal
醣類	**5.6** g
鹽分	**0.7** g

作法

1. 把 **A** 加入切碎的洋蔥中。
2. 番茄去蒂切成 1.5cm 塊狀，用 **1** 拌勻。如果有西洋菜就加上。

腦排毒飲食法
七天實踐
食譜

第5天

用蔬菜和發酵調味料調整腸內環境吧！

蛋白質豐富的一天。蛋白質不僅是肌肉，也是製造內臟和身體細胞的非常重要的營養素，吃多了也不會變成毒素，不用特別限制。將充分的蔬菜和發酵調味料一起吃進肚子裡，膳食纖維就能成為益菌的養分，使益菌數量增加，改善腸內環境。肉類一律滾水涮過去油，或是選擇里肌、大腿等肥肉較少的部位。

糙米的挑選方法

作為基本主食的糙米，是把稻穀去除稻殼後製成。白米，則是去除糙米的糠層和胚芽而來。從有毒的角度來看，糙米的礦物質和膳食纖維富有價值，卻有農藥殘留的疑慮。每天都要吃糙米的話，購買無農藥產品就能安心。

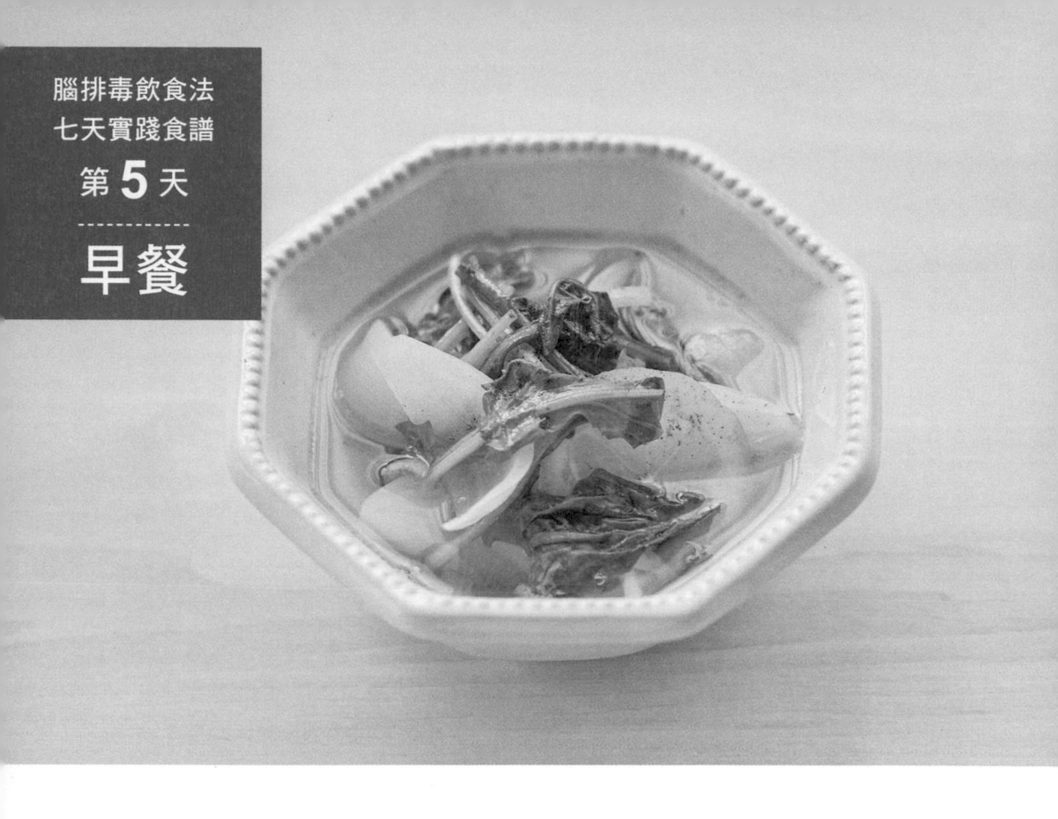

使用無農藥檸檬連皮一起吃，促進排毒效果

芝麻菜洋蔥檸檬湯

材料（2 人份）

芝麻菜 … 20g
洋蔥 … 1/2 顆（100g）
檸檬薄片 … 4 片
鹽 … 1/3 小匙
特級初榨橄欖油 … 2 小匙
水 … 1 又 1/2 杯
胡椒 … 適量

1 人份	
熱量	**58** kcal
醣類	**3.8** g
鹽分	**1.0** g

作法

1. 洋蔥切成 4 等份的半月形，芝麻菜切成 3cm 長。
2. 將洋蔥、鹽、橄欖油放入小鍋攪拌均勻，倒入水，以中火加熱。煮開後用小火煮 10 分鐘。
3. 加入檸檬、芝麻菜煮沸。盛入碗中，撒上適量胡椒。

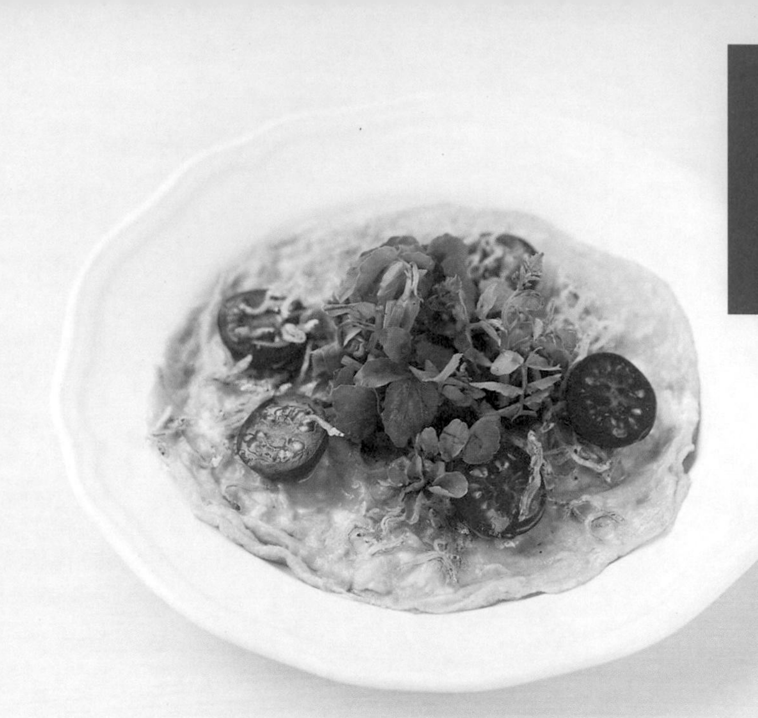

盛上滿滿西洋菜的排毒料理

番茄西洋菜歐姆蛋

材料（2 人份）

蛋 … 4 顆
水 … 1 大匙
鹽 … 1/6 小匙
胡椒 … 少許
小番茄 … 4 顆
小魚乾 … 10g
西洋菜（切成 2cm 寬）… 20g
奶油… 25g

1 人份

熱量	**262** kcal
醣類	**1.5** g
鹽分	**1.5** g

作法

1. 小番茄去蒂橫切成兩半。西洋菜切成 2cm 寬。
2. 將雞蛋打入碗中，用筷子尖端抵著碗底，以切拌的方式攪拌 30 ～ 40 次。加入水、鹽、胡椒後拌一拌。
3. 用中火將小平底鍋充分加熱，放入奶油。在奶油還剩一點沒有融化的時候，從平底鍋上方 20cm 左右，倒入 **2** 的蛋液。煎個 30 秒左右，等蛋液的邊緣開始凝固後，用鍋鏟從平底鍋邊緣將蛋液往中間大幅推擠，推個 10 次。訣竅在於，推的時候讓鍋鏟貼著平底鍋底部。
4. 用鍋鏟將形狀整理成圓形，放入小番茄、小魚乾，蓋上鍋蓋，乾蒸 1 分鐘。盛入碗中，疊上西洋菜。

腦排毒飲食法
七天實踐食譜
第 **5** 天

點心

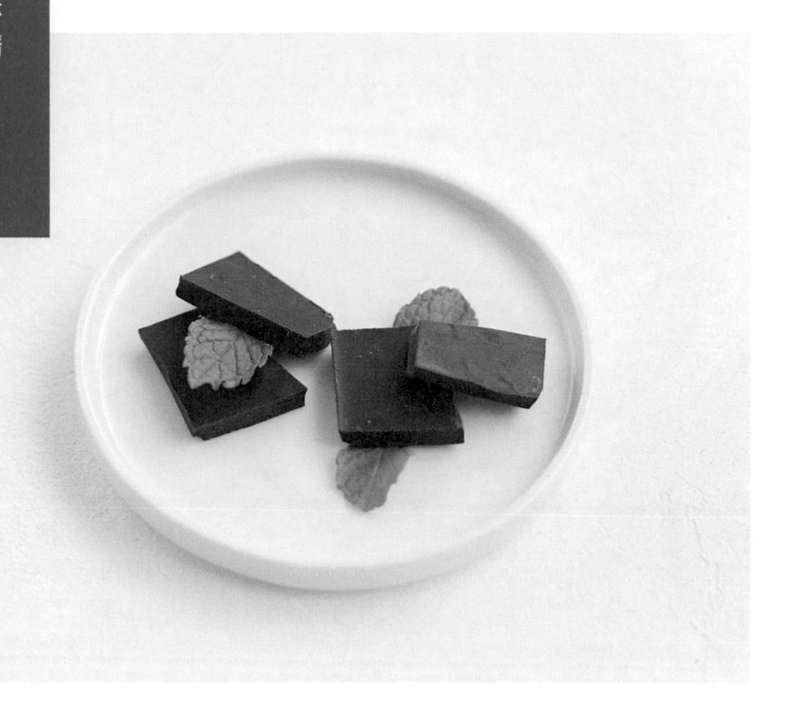

加上薄荷清香，
吃起來清爽不甜膩

黑巧克力片

材料與作法

可可含量 70% 的黑巧克力（30g），
再依個人喜好配上薄荷葉。

1 人份

熱量	**170** kcal
醣類	**14.9** g
鹽分	**0** g

小提醒

選擇可可含量 70% 以上的黑巧克力。點心 1 天最多可以吃到 3 次，如果吃了 1 次巧克力，其他 2 次就選擇堅果類。

腦排毒飲食法
七天實踐食譜
第 **5** 天

晚餐

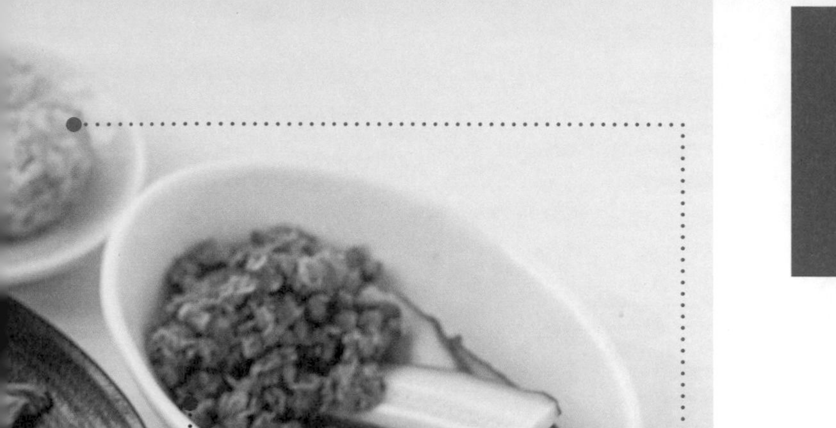

多咀嚼幾次，把米飯的甜味嚼出來之後再吞下去！

糙米飯糰

材料（2 人份）
糙米飯糰　100g

作法
將糙米飯分成 2 等份，做成飯糰。

1 人份	
熱量	**83** kcal
醣類	**17.1** g
鹽分	**0** g

排毒小菜

鯖魚所含的 DHA 屬於 Omega-3 不飽和脂肪酸！ 想到就能做的罐頭排毒料理

鯖魚罐拌牛蒡味噌肉燥

作法在第 114 頁

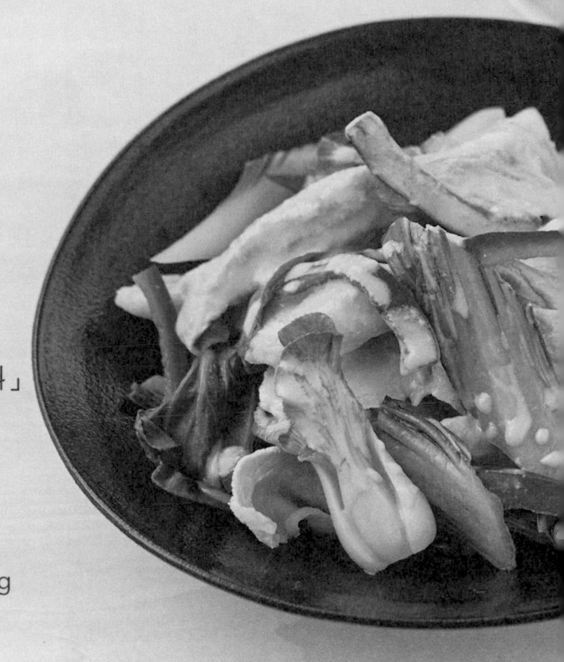

青江菜也是排毒蔬菜「十字花科」家族的一員

涮豬肉溫沙拉

材料（2人份）

豬里肌肉（涮火鍋用肉片）⋯ 200g
青江菜 ⋯ 1株（150g）
甜椒 ⋯30 g

A
芝麻醬 ⋯ 2 大匙
鹽 ⋯ ½ 小匙
醬油 ⋯ 少許
甘酒 ⋯ 3 大匙
醋 ⋯ 1大匙

作法

1 青江菜隨意切成不規則狀，甜椒切成細絲。將 **A** 先攪拌好。
2 鍋中放入 5 杯開水，放入青江菜和甜椒煮1分鐘後，放入豬肉關火。放置 2～3 分鐘。
3 用篩網撈起放涼，瀝乾水分後放入碗中。加入 **A**，將整體拌勻。

1人份	
熱量	**392** kcal
醣類	**6** g
鹽分	**1.9** g

腦排毒飲食法
七天實踐
食譜

第6天

用深色蔬菜給全身細胞灌注滿滿活力！

深色蔬菜的色素具有高抗氧化作用，能讓細胞變得年輕。番茄裡的茄紅素，韭菜和青紫蘇的豐富胡蘿蔔素，加上韭菜氣味成分的蒜素、青紫蘇中具有防腐作用的蒜醛，還能攝取到Omega-3不飽和脂肪酸，一舉數得。綠葉蔬菜吃多了也不會讓卡路里和醣類超標，再來一份也沒問題。

菇類的吃法

菇類含有豐富的膳食纖維。膳食纖維可以成為腸內益菌的糧食，使中性菌變成益菌，除此之外還有通便、抑制血糖上升等效用。推薦大家用餐時先吃醬油炒雙菇，可幫助排毒。

腦排毒飲食法
七天實踐食譜
第 6 天

早餐

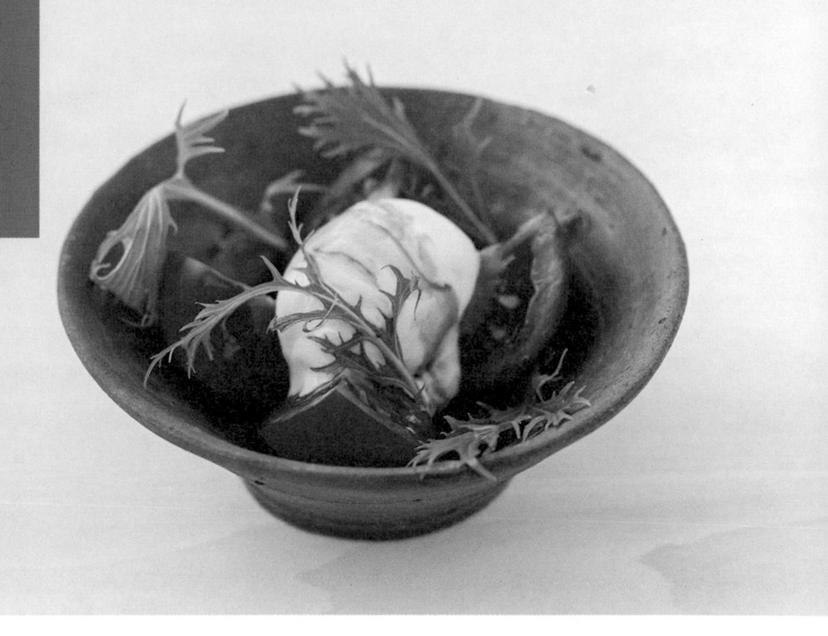

用番茄汁和醬油做出酸橘醋的味道

番茄溫泉蛋

材料（2 人份）

牛番茄 … 小的 2 顆（200g）
溫泉蛋 … 2 顆
水菜 … 適量
醬油 … 2 小匙

作法

1 將番茄切成半月形裝盤，放上溫泉蛋。如果有水菜就加以點綴。
2 淋上醬油拌著吃。

1 人份

熱量	**99** kcal
醣類	**4.3** g
鹽分	**1.1** g

溫泉蛋的作法

材料（比較好做的份量）

蛋 … 4～6 顆

作法

1 將雞蛋從冰箱取出，放置 20 分鐘以上恢復室溫。
2 鍋內放入 4 杯水，以大火加熱，煮開後關火，加入 1 杯水。
3 用湯勺把雞蛋一顆一顆地放入鍋中，蓋上鍋蓋放置 15～20 分鐘後，從鍋裡取出放涼。可以放冰箱保存 3～4 天。

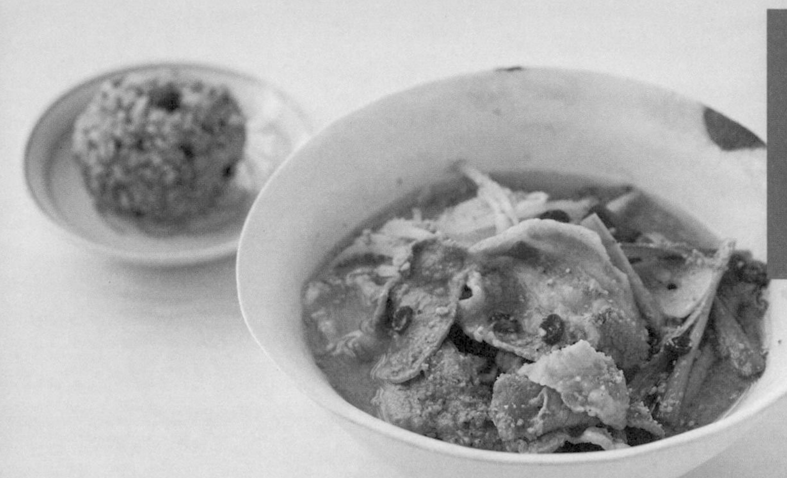

豆芽菜含有促進肝臟解毒的成分

韭菜豆芽豬肉湯

材料（2 人份）

豬肩里肌肉片 … 200g
韭菜 … 50g
豆芽菜 … 50g

A
- 味噌 … 2 ～ 2 又 1/2 大匙
- 甘酒 … 3 大匙
- 紅辣椒（切成小塊）… 1～2 條
- 大蒜（縱切一半再切成薄片）…1～2 片
- 水 …1 又 1/2 杯
- 白芝麻粉 … 2 大匙

作法

1. 豬肉切成 7 ～ 8cm。韭菜也切成 7 ～ 8cm 長，豆芽菜洗淨。將 **A** 先攪拌好。
2. 豬肉、豆芽依序放入鍋中，倒入 **A**。
3. 蓋上鍋蓋開中火，煮開後轉小火煮 5 分鐘，再加入韭菜煮一下。盛入碗中，撒上白芝麻粉即可食用。

1 人份	
熱量	**376** kcal
醣類	**9.3** g
鹽分	**2.4** g

混入豆類和雜糧就能
提升滿足感！

雜糧糙米飯糰

材料（比較好做的份量）

玄米 … 2 量杯（360ml）
雜糧 … 30g

作法

糙米洗淨，混入雜糧，以電子鍋的糙米模式炊煮。用電鍋煮的話，以 2 量杯糙米和 3 量杯水（1.5 倍量）為標準。根據雜糧的種類適度調整水量。煮好後做成1顆 50g 的飯糰。

1 人份	
熱量	**87** kcal
醣類	**17.7** g
鹽分	**0**g

腦排毒飲食法
七天實踐食譜
第 6 天

點心

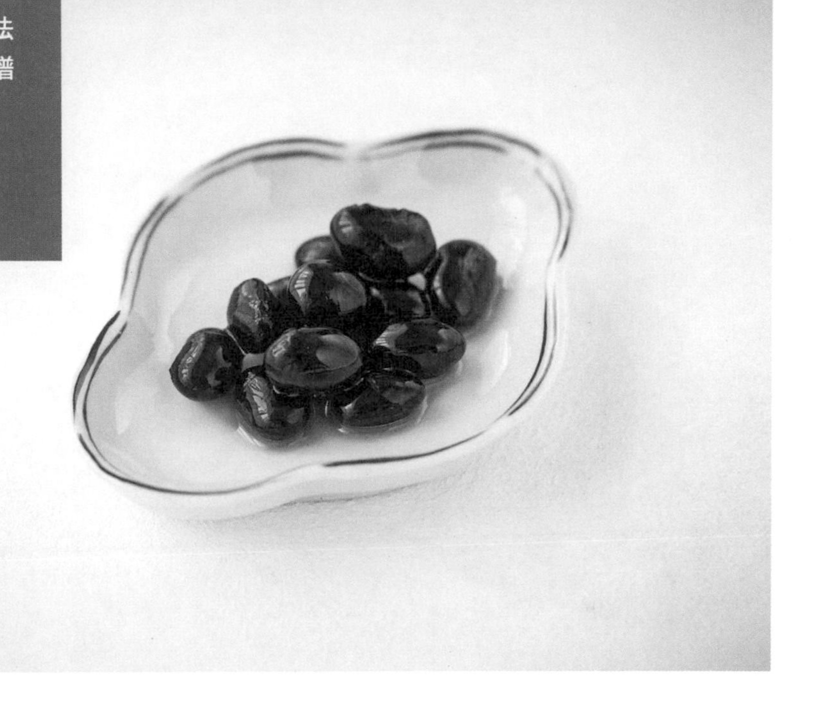

富含防止氧化傷害的多酚

橄欖油涼拌蒸黑豆

材料與作法（1餐份量）

在市售的25g蒸黑豆中，加入1小匙特級初榨橄欖油和少許鹽。

1人份

熱量	**88** kcal
醣類	**1.3** g
鹽分	**0.2**g

小提醒

水煮黑豆也可以，重點是黑豆皮。黑豆含有黃豆所沒有的特殊多酚。

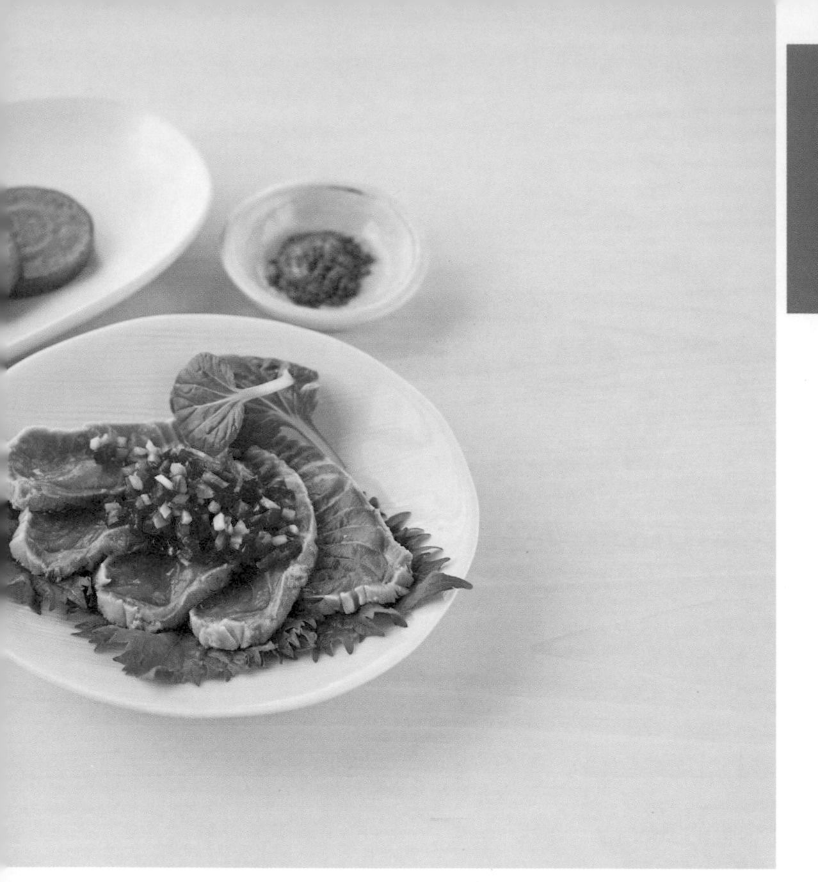

腦排毒飲食法
七天實踐食譜
第 **6** 天

晚餐

材料（2 人份）

鮭魚菲力… 200g
甜椒 … 30g
生薑 … 1 片
A｜醬油 … 2 小匙
A｜芝麻油 … 1 大匙
A｜醋 … 1 小匙
青紫蘇 … 6 枚
綜合生菜葉 … 適量

1 人份	
熱量	**259** kcal
醣類	**2.4** g
鹽分	**1.0** g

作法

1. 甜椒、生薑切成碎末，與 **A** 拌好。
2. 把鍋中的水燒開，將一整片鮭魚菲力入鍋汆燙 20 秒，再放入冷水浸泡。
3. 把 **2** 的水分瀝乾，切成 7 ～ 8mm 厚度。將青紫蘇鋪於容器上，盛上鮭魚，淋上 **1**。適量點綴一些生菜葉。

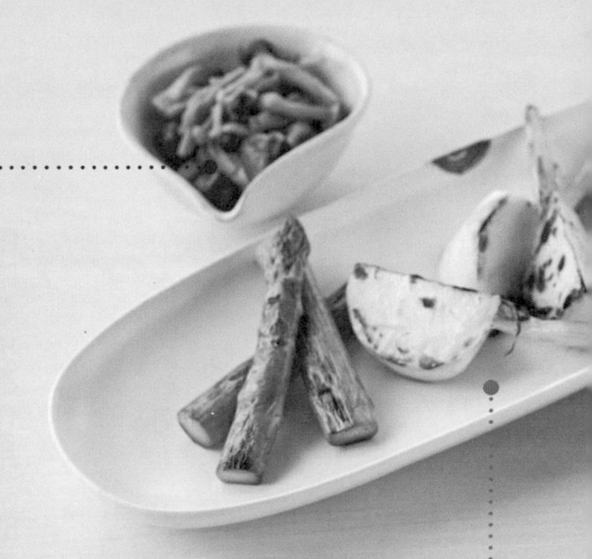

排毒
小菜

膳食纖維充足的排毒料理，
可成為腸道益菌的養分

醬油炒雙菇

作法在第 115 頁

蕪菁的含醣量較高，但大量的膳食纖維可以促進排毒

烤蔬菜

材料（2 人份）

紅蘿蔔… 50g
蘆筍 … 2 根（40g）
蕪菁 … 1 個（70g）
特級初榨橄欖油 … 1 大匙
A | 咖哩粉 … 1/2 小匙
A | 鹽 … 1/4 小匙

1 人份	
熱量	**77** kcal
醣類	**3.2** g
鹽分	**0.8** g

作法

1 將紅蘿蔔切成厚度 8mm 的圓片，蘆筍切成 5cm 長，蕪菁切成 6 等份的半月形。
2 以中火加熱平底鍋，放入淋好橄欖油的 1。烤成自己喜歡的硬度後，拌上 A。

腦排毒飲食法
七天實踐
食譜

第7天

吃吃看排毒作用高的甘藍吧！

早餐冰沙的羽衣甘藍，含有比排毒食材高麗菜多六十倍的胡蘿蔔素、兩倍的膳食纖維和維生素C，是抗氧化食材之王。即便只是少量攝取，排毒力也是最強的。讓人在意的苦味，用帶皮蘋果和甘酒的發酵甜味就能中和掉。最近市面上出現各種品種的甘藍，也有比較不苦的，還沒吃過而一直不敢吃的人，請務必挑戰看看。

海藻類的挑選方法

紫菜、和布蕪、裙帶菜、水雲、海帶等海藻類幾乎不含醣類，只要沒有用砂糖調味，多吃一點也 OK。但事先調味過的加工品就要注意。日本沿岸的鹿尾菜，也含有大量會對大腦造成毒害的砷，最好不要吃。

腦排毒飲食法
七天實踐食譜
第 7 天

早餐

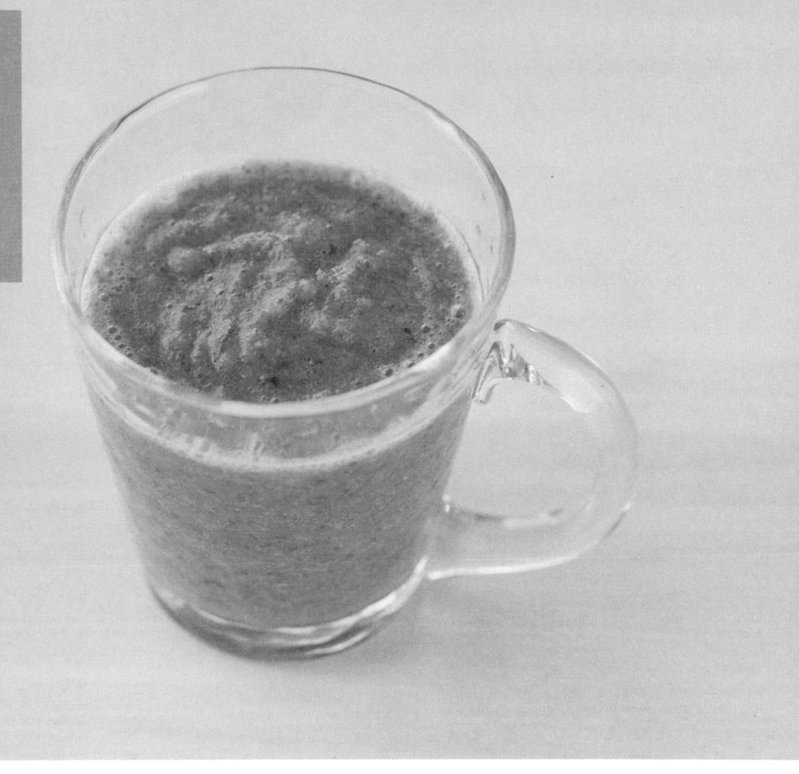

蘋果連皮一起榨汁，提高抗氧化作用

羽衣甘藍蘋果冰沙

材料（2 人份）

羽衣甘藍 … 50g
蘋果 … 1顆（200g）
甘酒 … 1杯
水 … 1/2 杯
鹽 … 少許

作法

1 羽衣甘藍切成細絲，蘋果去核，隨意切成小塊。
2 把所有材料倒入果汁攪拌機中。

1 人份

熱量	**153** kcal
醣類	**33.6** g
鹽分	**0.2** g

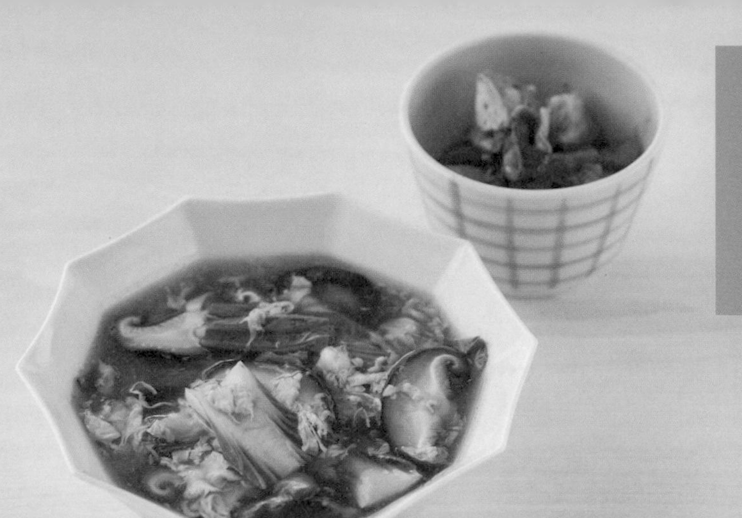

腦排毒飲食法
七天實踐食譜
第 7 天

午餐

用青江菜排毒，用香菇調理腸道

青江菜蛋花湯

材料（2 人份）

青江菜 … 1/2 把（80 g）
香菇 … 2 個
蛋 … 2 顆

A
- 水 … 1 又 1/2 杯
- 特級初榨橄欖油 … 2 小匙
- 醬油 … 1/2 小匙
- 胡椒 … 少許

B
- 太白粉 … 2 小匙
- 水 … 4 小匙

作法

1. 青江菜切成 3cm 長，香菇切成薄片。
2. 將 A 放入鍋中煮開，再放入 1 煮 2 分鐘。拌好 B，一點點慢慢加入，煮 1 分鐘勾芡。
3. 雞蛋打散加入 2 中，快速攪拌均勻。

1 人份

熱量	**93** kcal
醣類	**4.3** g
鹽分	**1.1** g

將排毒的酪梨和發酵食品的泡菜放入小碗

酪梨拌泡菜

材料（2 人份）

酪梨 … 1/2 顆（80g）
泡菜 … 50g
芝麻油 … 1 小匙

作法

1. 酪梨用刀切開後扭轉成兩半，去籽去皮，切成 2 ～ 3cm 塊狀。
2. 泡菜粗切成絲，與酪梨拌勻盛入碗中，淋上芝麻油。

1 人份

熱量	**105** kcal
醣類	**1.7** g
鹽分	**0.6** g

腦排毒飲食法
七天實踐食譜
第 7 天

點心

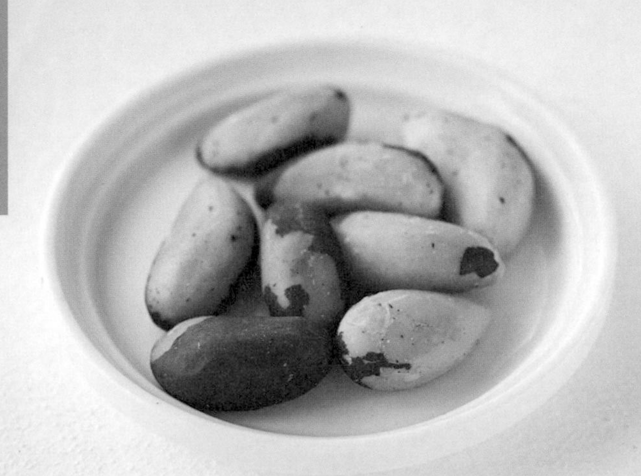

水銀解毒的救世主！每隔一陣子
就想吃

巴西堅果

材料與作法

巴西堅果富含解毒水銀的成分，但攝取過多會吸收大量有害的硒，1 天請控制在 3 粒以內。

1 餐份量

熱量	**56** kcal
醣類	**0.2** g
鹽分	**0** g

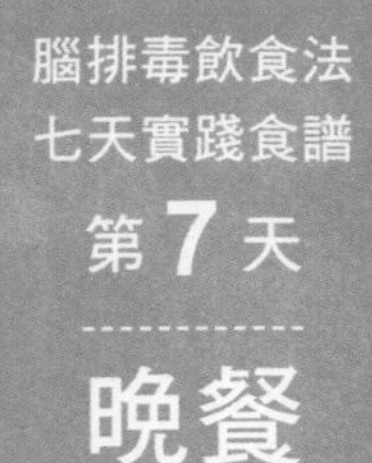

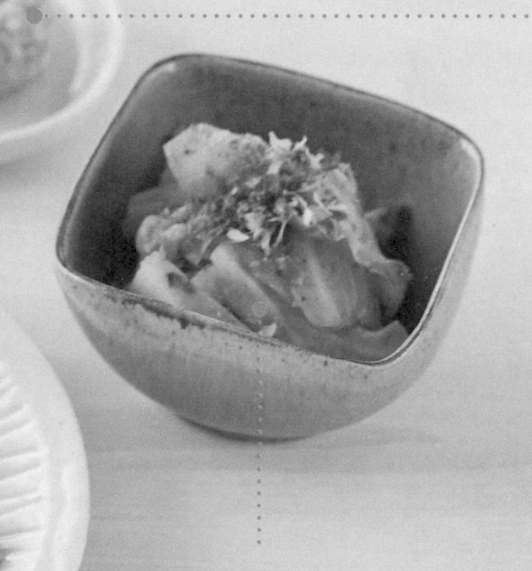

杀燙過的高麗菜，吃很多也沒關係

高麗菜拌柴魚

材料（2人份）

高麗菜 … 100g
柴魚 … 5g
醬油 … 1小匙
一味辣椒粉… 少許

作法

1. 高麗菜切成細絲，用開水煮1分鐘後撈起。
2. 輕輕擰去水分，加上柴魚、醬油盛入碗中。撒上一味辣椒粉。

1人份

熱量	**23** kcal
醣類	**1.9** g
鹽分	**0.5** g

吃完小菜之後再吃，血糖值比較不容易上升

糙米飯糰

材料（2人份）

糙米飯 … 100g

作法

將糙米飯分成2等份，做成飯糰。

1人份

熱量	**83** kcal
醣類	**17.1** g
鹽分	**0** g

排毒
小菜

調整腸內環境，防止毒素侵入的
排毒料理

醬油漬海帶絲洋蔥

作法在第 115 頁

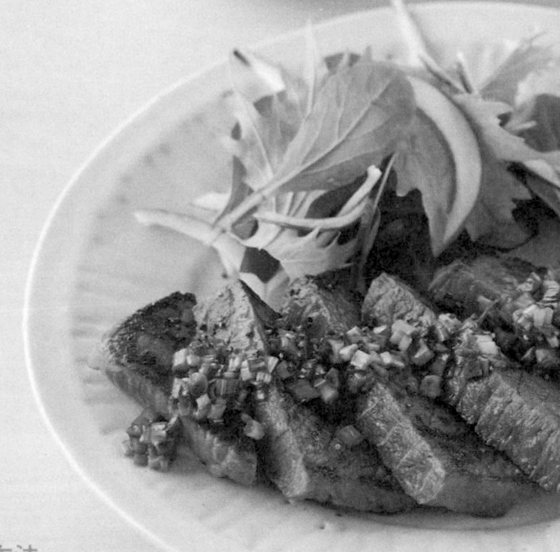

用大量蔥葉和檸檬促進毒素排出

奶油煎牛排

材料（2 人份）

牛腿排 … 200g
鹽 … 1/4 小匙
粗粒胡椒 … 少許
特級初榨橄欖油 … 2 小匙
A | 奶油 … 20g
 | 醬油 … 2 小匙
 | 水 … 4 大匙
蔥（切成蔥花）… 5 條
檸檬（切成半月形）… 適量
綜合生菜葉、紫洋蔥之類 … 適量

1 人份

熱量	**326** kcal
醣類	**1.1** g
鹽分	**1.9** g

作法

1 從冰箱取出牛肉，於室溫放置 20 分鐘回溫，撒上鹽。
2 平底鍋加入 1 小匙橄欖油，中火加熱約 30 秒，放上牛肉烤 1 分半鐘左右。烤到微微上色後，翻面再烤 1 分半鐘。把烤好的牛肉取出，放於砧板靜置 5 分鐘。
3 用廚房紙巾把 2 的平底鍋擦拭乾淨，加入 1 小匙橄欖油，用大火加熱 2 分鐘。放入 2 的牛肉，牛肉表面烤 30 秒，翻面烤 30 秒後取出。
4 將 A 放入 3 的平底鍋中，煮開後加入蔥花，關火。
5 將肉切成方便吃的大小，撒上粗粒胡椒，淋上 4 的醬汁。點綴適量檸檬、生菜葉和紫洋蔥。

第四章

幫助排出大腦毒素的習慣

29 「咀嚼」就是大腦的慢跑

我常說咀嚼就是大腦的慢跑。尤其是老年人，多咀嚼可以促進掌管記憶的海馬迴血液循環。

神奈川齒科大學進行了一項把口香糖嚼兩分鐘之後，用裝置調查大腦的哪個區塊變得活躍的實驗。結果發現，掌管記憶的海馬迴活動變得活躍。此外，還有請受測者一邊嚼口香糖一邊接受記憶測試的實驗。十九到三十二歲的受測者嚼口香糖和沒有嚼的正確率沒有多大差異，而六十五到七十六歲嚼口香糖的受試者則正確率上升。

要增加咀嚼次數，可以多吃一些吞下去之前可以咬到三十次的食物，例如糙米和堅果之類。最近很流行「烏龍麵要滑溜入喉」或「咖哩是飲料」的說法，但為了與毒素絕緣、促進大腦血液循環，這些都是使不得的。

❖牙齒和牙齦會直接關係到大腦的健康

當然，想要增加咀嚼次數，得先要有健康的牙齦和牙齒。我見過的上了年紀還是很硬朗的人，他們的牙齒都很結實，有在好好保養。咬不咬得動和咬得久不久，都與大腦的健康有直接關係。

如果牙周病已經惡化到不能吃硬的東西，請馬上開始治療。牙周病放任不管的話，不但神經迴路會生銹，牙周致病菌還會侵入大腦成為大腦中的毒素，罹患失智症的風險也會步步逼近。

如果因為咀嚼很痛苦而沒辦法好好享受吃飯，生活的樂趣就會減少一項。更糟的是，牙周致病菌會透過血管遍布全身，導致動脈硬化等心血管疾病和糖尿病，成為大腦和心臟的威脅，危及生命。已經在戴假牙的話，只要把假牙調整好，可以把食物好好咬碎就沒有問題。

30 大腦是在「睡眠期間」進行解毒的

人體細胞具有「自噬作用（Autophagy）」的能力。自噬作用是指細胞的自我再生系統，它能自行分解受傷或結構發生異常的細胞，將分解到分子大小的蛋白質再利用，製造出新的細胞。我們的大腦每天都在進行這種自噬作用。

腦細胞的自噬作用在睡眠中非常活躍。細胞會自己吃掉受損或結構出現異常的部分，使其再生。另外，睡眠中分泌的生長激素不僅能製造新的細胞，還能進行修復。

只要確保一定的睡眠時間，大腦的毒素就能被自動洗掉，修復受傷的細胞，產生新的細胞。而且睡覺的時候不會吃東西，也就免受對大腦有害的醣類影響。

❖建議檢查是否有睡眠呼吸中止症

每日忙碌於工作和家務的人，確保睡眠時間是最優先的重要課題。適當的睡眠時間因人而異，無法斷言應該睡幾個小時。如果白天襲來強烈睡意，就代表睡得不夠。

認為自己睡得很好卻還是白天犯睏，有可能是睡眠呼吸中止症造成的。很多人認為肥胖是造成睡眠呼吸中止的原因，其實不僅是如此。下顎尖的女性或很瘦的人，隨著年齡增長、肌力下降，舌頭會容易下垂，造成睡覺時呼吸停止。

會打呼的人也要注意。睡眠呼吸中止是引發高血壓、腦中風、心絞痛、心肌梗塞等疾病的高危險因子。在開始大腦排毒之前，最好先去睡眠門診接受檢查。

可以在醒著的時候盡量活動身體，適度消耗體力，白天忍住不睡，集中在晚上睡足就好。

31 確保「睡眠時間」的思考方式

如前文所述，睡眠對於釋放大腦毒素、促進大腦功能運作是絕對必要的。也許有人會認為年輕力壯、忙得不可開交的人根本沒有時間好好睡覺。當然，也會有不得不削減睡眠時間的時候。但如果把睡眠的時間拿去工作、照顧家人、看電視或玩遊戲來紓解壓力，結果就是大腦無法排毒，反而會累積更多毒素。

強忍睡意只是讓工作效率大打折扣，照顧家人也不需要你一個人來承擔。人們深信在深夜看電視或玩遊戲可以紓解壓力，實際上就算是短時間，液晶螢幕發出的藍光也會妨礙睡眠，讓人難以熟睡。

最理想的狀態是晚上十一點以後不看電視、電腦、智慧型手機等液晶螢幕，十二點前鑽進被窩，睡個七到八個小時，不用鬧鐘就自然醒。據說人類生理時鐘的週期是二十五小時，與地球的週期一天二十四小時相差一小時左右。早晨的陽光可以重置這個時差，調整生理時鐘，還會影響與睡眠相關的血清素、褪黑激素這兩種腦內傳導物質的分泌。晚上沒做完的事情等早上再做——光是這樣就有很大的不同。

❖把重要的事情留到早上做，趕快鑽進被窩裡吧！

我自己也都把重要的事情放在早上做。如果前一天比較晚回家，我會把最低限度的事情做完就馬上睡覺。只要睡前在心裡想著「明天要早上六點起床」，即使睡眠不足，也會神奇地在六點醒來。

不用鬧鐘，在自己決定的時間內醒來叫做「自我覺醒」。以自我覺醒的方式起床，腎上腺皮質激素會從起床前開始逐漸增加，起床後大腦就會變得清醒，身體也能靈活活動。

32 解決「便秘」、「水分不足」和「運動不足」的問題！

解毒給人一種服用某種特殊藥草的印象。其實不這麼做，我們的身體也每天都在解毒。我們的體內進行著消化、吸收、代謝、排泄，其中的「排泄」就是解毒。

排泄分為大便、尿液、汗水、毛髮和指甲等排出管道，比例大致為大便百分之七十，尿液百分之二十，汗水約百分之三，毛髮和指甲各佔百分之一左右。

理想狀態是讓進入體內的毒素還來不及堆積就被迅速排出。為此，得先避免因便秘而讓大便長時間停留在大腸裡。如果大便沒有馬上被排出去，長時間停留在大腸，其中所含的毒素就有可能被身體重新吸收。這段時間大便裡的水分也會被逐漸吸乾，如果變成嚴重便秘，就更難把毒素排出。

❖從自己能做的事情開始吧

攝取充足水分，一天排尿七到八次也是很重要的。上廁所次數少的人，可能是水分攝取不足。食物中也有水分，單純以飲用水的份量來說，每天喝一到一・五公升是標準。

人在睡覺的時候會排出一杯水左右的汗，早上起床後可以喝一杯左右的溫水或熱開水。之後的一整天，也都要及時補充水分。不僅是水，也推薦咖啡、抹茶、玉露綠茶。咖啡富含抗氧化物質，抹茶裡的兒茶素有殺菌和抗氧化能力，玉露裡的茶胺酸則可以緩解壓力。

出汗也很重要。和汗水一起排出的毒素占全體的百分之三，反正都要動，做家務的時候多活動身體，或是散步的時候加快速度多走幾步，只要有流汗就有好處。

33 用「手掌日光浴」讓身體合成維生素D

眾多的營養成分中，只有維生素D不只能從食物中攝取，還能透過皮膚接觸陽光中的紫外線在體內形成。維生素D有助於鈣和磷的吸收，鞏固骨骼牙齒，也是預防骨質疏鬆不可缺少的營養素。

另外，維生素D還有製造和維持大腦神經突觸的功能，如果缺乏維生素D，腦內傳遞的訊息量就會減少，有降低認知功能的危險。

維生素D可以從鮭魚、秋刀魚、沙丁魚等魚類和蕈菇類中攝取，但更簡單的方法是做日光浴。夏天的話，在樹蔭下待三十分鐘左右，冬天的話，曬一小時左右的太陽，就能生成所需的量。不想曬黑的人，可以把黑色素較少的手掌對著在陽光直射的地方，做「手掌日光浴」。夏天十五分鐘，冬天三十分鐘以上，這樣就能確保必要的維生素D攝取量。

34 改善口腔環境

和腦內環境相同，如果放任口腔環境劣化，大腦和身體都會積滿毒素。以下為大家介紹改善口腔環境的方法。

刷牙齒和牙齦的交界處

刷牙要刷得仔細，就是用牙刷刷牙齒和牙齦的交界處。提到「刷牙」，容易只集中意識在牙齒上，其實不只是牙齒表面，牙齒和牙齦的交界處也潛藏著無法在空氣中生存的有害細菌。

每天至少要花十五分鐘左右來刷牙，也可以依情況使用牙線或牙間刷。在牙科接受正確的潔牙指導也不錯。我認為刷牙可以不用牙膏，如果要使用牙膏，請選擇天然成分製成的。

已經裝好的金屬填充物和牙冠，可以再請牙醫師評估

如果對口中裝好的汞齊填充物感到疑慮，可向牙醫師諮詢。除汞的過程也有很多地方需要注意。建議給了解有害金屬填充物的牙醫師診察，評估現狀，看看有什麼好的改善方法。

懷疑是牙周病的時候，就要馬上開始治療

牙周病分有從極輕度到牙齒脫落的重度階段，必須在病情惡化之前就發現和治療。牙周致病菌一旦出現在口腔，就有可能通過毛細血管進入體內侵入大腦。另外，要是沒有了牙齒，大腦的慢跑——咀嚼也就無法好好完成，導致認知功能下降。就算麻煩，也該給牙醫師定期檢查牙齒。也許能揪出早期蛀牙和牙周囊袋，還能幫我們把沒辦法自己處理的牙結石用專用器具清除。

增加唾液分泌，保持口腔濕潤

要改善口腔環境，分泌足夠的唾液也是很重要的。唾液不僅能幫助消化，還能感受食物的味道，抑制細菌增殖，分解食物中含有的致癌物所產生的活性氧。如果因年齡增長或藥物的副作用等原因感到口乾，或者被家人指出有口臭，可將唾液分泌不足視為原因。要快速分泌唾液，最好的方法就是好好咀嚼。藉由咀嚼刺激大腦，唾液就能充分分泌。如果在吃飯時間以外也覺得口乾，可以嚼口香糖或魷魚乾。

攝取羅伊氏乳桿菌

羅伊氏乳桿菌是來自人類母乳的乳酸菌，是瑞典卡羅林斯卡醫學院從一九九〇年代開始持續研究的細菌。根據超過一萬七千名受試者的研究及其實際成果，目前已被一百多個國家使用。羅伊氏乳桿菌的優點在於，它能產生一種名為羅伊氏素的抗菌物質，抑制口腔內有害細菌的生長。藉由這個作用，抑制牙齦炎和蛀牙細菌的增殖。另外，與比菲德氏菌等有益菌共存，不僅是口腔內，包含食道、胃、腸等消化道菌群也被調整成理想的環境。日本市面上也有販售含羅伊氏乳桿菌的優格和保健食品，推薦各位購買。

35 清除家裡的「黴菌」

大家知道黴菌長什麼樣子嗎？浴室裡冒出來的黑色霉斑、麵包和水果長出來的青黴等，只有長成肉眼可見的狀態，我們才會注意到黴菌的存在。即使看不見，黴菌孢子也有可能漂浮在空氣中。至於一眼就能看到黑色霉斑的浴室，肯定是漂著大量的黴菌孢子。

肉眼看不見的微小黴菌孢子，很有可能從鼻孔進入，穿過鼻毛進入大腦。有些黴菌對人體無害的，但是在浴室或潮濕的牆壁、車內等地方生長的黑色黴菌則對人體有害。如果這些黑色黴菌進入大腦，被大腦看作是毒，就會增加誘發阿茲海默症的乙型澱粉樣蛋白，也與哮喘、過敏、癌症等疾病的形成有關。

❖進行除黴工作時，要配戴口罩、護目鏡、手套來做防護

那該怎麼辨呢？答案是擦乾水分、徹底打掃、開窗換氣等保持通風，降低環境的濕度和溫度。

黴菌的生長需要氧氣，在攝氏二十到三十度的環境下繁殖。當濕度達到百分之八十以上時，繁殖能力最強，不過濕度百分之十五以上就可以繁殖。黴菌的營養來源為蛋白質、醣類、油脂等，如果加上含有皮脂的肥皂渣、老化剝落的皮膚角質等，就會大量增加。

市面上也有使用化學物質的強力除黴劑，但這也是有毒的。用除黴劑來除黴的話，記得戴上口罩和護目鏡、手套等，做好防護措施，盡量不要碰觸和吸入藥劑。徹底除去後，勤加打掃和保持乾燥，不要讓黴菌有機可趁。比起依賴除霉劑，這樣或許比較實際。擦乾水分後，在乾燥的地方噴灑消毒用酒精也有一定的效果。

36 要不要試試「太極拳」、「瑜珈」和「游泳」？

運動對大腦的健康是必不可少的，這是事實。發現阿茲海默症嶄新治療法的布萊迪森博士，其提倡的「ReCODE 療法」，建議每天運動四十五到六十分鐘，每週運動四到五次。

在我的診所，也有失智症患者接受名為「Gyrotonic」，一種使用木製器材的運動療法。患有失智症的人，八成都有腰痛和膝蓋痛的問題，因而減少外出。如果一直待在家裡，大腦的刺激就會急遽減少，導致失智症的加速發展。

「Gyrotonic」又稱脊椎螺旋律動，是一種以流暢不間斷的動作帶動肌肉的器材。我自己也因為頸椎受傷，為手麻苦惱了很長一段時間。但是用脊椎螺旋律動的器材活動身體後，只花五十分鐘，麻木的症狀就消失了。

我很希望大家去嘗試「Gyrotonic」，但能提供這項器材的場館在日本屈指可數。重要的是動作要流暢自然，所以像太極拳、瑜伽等連續進行緩慢動作的運動，或者以緩慢的速度遊泳都是不錯的選擇。如果有困難，走路也可以。

❖避免一天到晚都坐著

如果一週沒辦法運動四到五次，一天也沒關係。可以參加運動俱樂部或市民社團，DVD或YouTube影片的話，隨時隨地都能輕鬆開始。如果有腰痛問題，在不勉強的範圍內進行就可以了。萬一試著做一下還是覺得很困難，可以在家裡多多走動，上下樓梯、擦拭鏡子和窗戶，活動肩膀，或是用抹布擦拭地板，活動全身。至少要避免一整天都坐著的生活。

37 喝酒就喝兩杯紅酒

飲酒過量也對大腦有害。我建議每天最多喝兩杯紅酒，並選擇無添加亞硫酸鹽的有機葡萄釀造的葡萄酒。作為原料的紅葡萄含有豐富的花青素和白藜蘆醇等抗氧化物質。其中，赤霞珠品種製成的葡萄酒以深紫色為特徵，由於含有大量色素，抗氧化能力也特別強。

如果不喜歡紅葡萄酒的話，也可以選擇白葡萄酒、玫瑰或發泡葡萄酒。伏特加和啤酒含有麩質，最好不要喝。另外，以醣類對大腦有害的角度來看，啤酒、日本酒、紹興酒、梅酒等也該避免。不含醣類的有燒酒、威士忌、琴酒等蒸餾酒。不過，蒸餾酒的酒精度數很高，喝的時候混點水或蘇打水，不要喝太多。

38 找到「自己的樂趣」來消除壓力

情緒低落、心情郁悶的時候，會有一種壓力堆積的感覺。所謂壓力，是指明明超出自己的承受範圍，卻為了維持自己平時的精神狀態而努力的狀態。

身體也是一樣。當狀態已經超過平時的水平，卻仍要維持身體機能，壓力就會增加。糖尿病患者每天都會發生好幾次血糖值過高的異常情況，這樣一來，每一次都會給身體帶來壓力。如果大量飲酒，肝臟就會忙於分解酒精，必須完成比平時的工作量還要超出許多的工作，因而產生壓力。

大家都知道壓力會給身體帶來負面影響，從對大腦有害的觀點來看，壓力會導致皮質醇分泌過剩。適量的皮質醇，可以刺激醣質新生，促進肝臟分解蛋白質製造葡萄糖，還有促進肌肉代謝蛋白質，脂肪組織中的脂肪分解和代謝、抑制炎症、免疫調節等作用，但超過一定數量就會對大腦造成傷害。

❖壓力會導致神經細胞網路出現故障

除此之外，過度的壓力也會使神經細胞分泌的腎上腺素和多巴胺等神經傳導物質過度增加，使神經細胞的網路出現問題。

要從壓力中解放出來，可以做以下這些：

- 忘記討厭的事情
- 感到憤怒時活動身體
- 與自己想見的人碰面（如果被相處不自在的人邀請，就委婉拒絕）
- 沈浸在自己喜歡的事物
- 看喜歡的演員或藝人出演的電視節目，參加喜歡的歌手的演唱會

・不在意他人眼光，做自己想做的事

諸如此類，重要的是忘記別人怎麼想，自己盡情享受。

到目前為止，我見過很多健康的老人，他們都很擅長「快樂地度過現在」和「找到今後想要享受的事情」。

順帶一提，我從四十歲開始學鋼琴，五十歲開始學長笛。工作對我來說是一種樂趣，所以並不是為了消除工作壓力，而是純粹出於想要彈鋼琴、想要演奏長笛的心情開始學習的。埋頭演奏樂器的時間是我最幸福的時候，無論從幾歲開始，嘗試新事物都會給大腦帶來良好的刺激。為了消除壓力而嘗試去做的事情，不僅能釋放大腦的毒素，有時還能成為活化大腦的良藥。

39 目標是「不用吃藥的身體」

藥物有副作用。從極輕微到嚴重的副作用，嚴重程度各不相同。正如前面所述，藥物對身體來說是異物，也就是毒素。有時也會為了受傷或生病而需要藥物，但請將「醫藥品是有毒的」這個知識記在腦中。身體不舒服去看醫生，醫生卻沒有開藥，也許有人會覺得白跑一趟。但若要我說，沒有必要吃藥就不該開立處方，患者也不該輕易依賴藥物。

市售成藥也是一樣的。各位有沒有在牙痛、頭痛、經痛的時候，吃市售的止痛藥（消炎鎮痛劑）？「藥有毒，但不吃藥就沒辦法撐過這一關」，抱著悲愴又無可奈何的決心服用，和「因為很痛又很不舒服，先吃了再說」完全不同。在牙齒會痛之前，定期去牙科接受檢查，盡可能排除頭痛的原因，找到緩解經痛的方法，我認為這樣就能減少藥物的服用量。

❖以結果來說，比起吃藥，關注健康才是捷徑

止痛藥和一部分的感冒藥含有乙醯水楊酸和布洛芬，這兩種成分會降低細胞中的粒線體功能。粒線體就像每個細胞裡的電池，如果粒線體功能下降，細胞就會能量不足，工作能力也會下降。我們的身體是細胞的集合體，一旦細胞活動變慢，就會導致身體機能變差。即使服用藥物可以暫時緩解疼痛和痛苦，卻換來全身機能下降，這是本末倒置。

其他常用藥——降低膽固醇的他汀類藥物、降血壓藥、糖尿病治療藥物，拔牙後和用於治療感染的抗生素，治療逆流性食道炎的質子泵抑制劑等，這些都是毒。提倡阿茲海默症「ReCODE療法」的布萊迪森博士也提出警告。另外，越來越多的專家和醫生指出，長期服用治療慢性病的藥物，會導致阿茲海默症等多種疾病。

妥善保管健康檢查報告，用自己的眼睛觀察身體的變化也是必要的。如果數值稍微變差了，先改變飲食，或是增加運動量，在依賴藥物之前把能做的事情都做好是很

重要的。當膽固醇和血壓逼近標準值上限時，最好的方法，是在醫生提醒自己之前就先改變生活習慣。

數據顯示，膽固醇值低的人死亡率高。布萊迪森博士指出，總膽固醇值不到150 mg／dℓ的話，大腦萎縮的可能性就會大幅提高。停經後女性體內的壞膽固醇（LDL膽固醇）有升高的傾向，如果是超過標準值30 mg／dℓ的程度，藥物是不必要的吧。當然，我們必須遵守醫生的指示，但還是盡可能不想依賴藥物，選擇給能理解這點的醫生看診也是很重要的。

結語
想要在過度發展的現代健康地生存，就把江戶時代的生活當成典範

有人認為粗食淡飯有助於健康長壽，也有人主張不吃肉就無法活得長久。鹽會讓血壓上升，甜食吃太多會得糖尿病，大家應該常常聽到這些說法吧。然而，若把這些忠告照單全收，一聽到就逐一實行的話，就會陷入說法變來變去，或是沒有鹽和砂糖的飯一點都不好吃的兩難困境。

不管怎麼說，只是吃個飯還要把每樣東西逐一篩選一遍，這個不行、那個可以，也太累了吧！

為了不讓毒素堆積在大腦和身體中，我有一個提議。請大家在吃東西的時候，想

像一下兩百年前左右江戶老百姓的生活。

請想像看看。作為主食的白米雜糧、蔬菜，都是用堆肥培育的有機品。以陽光、水和堆肥耕作的當地蔬菜，也都是高營養價值的當季食材。農作物的生長取決於天候，無法大量生產，但少量就很足夠。主要蛋白質來源是大豆和用大豆做的豆腐和油豆腐，近海捕獲的天然沙丁魚和秋刀魚，以及從溪流捕撈的香魚和鰻魚。還有少許花蜆、蛤蜊和裙帶菜。味噌湯用的味噌，原料只有大豆和鹽。鹽是由海水製成的自然鹽。貴重的雞蛋全都是平飼放養。砂糖是高級品，普通百姓吃不到，也吃不到會讓人得糖尿病程度的甜食和白米飯。

這種與農藥、重金屬、藥劑無緣的飲食生活，是當今社會幾乎無法想像的。

將飲食的步調稍微放慢一些

但是隨著生活現代化和人口增加，必須大量又穩定地生產糧食。於是，生產出對抗疾病的穀類和可以穩定擠奶的乳牛，為了驅除害蟲而在蔬菜和水果上噴灑農藥。魚貝類的養殖也開始盛行起來。柔珠、化學藥品、重金屬等各種工業和生活廢棄物流入大海。

現代的日本，一年四季都能吃到全世界的食物。但是，用有毒的食物來填飽肚子的話……真的好嗎？

而且，飲食過剩加上運動不足、壓力過大等，有太多的人因現代特有的生活環境導致健康受損。

本書也列舉了各種零散的知識，例如這樣吃可以幫助排毒、這樣做可以不讓毒素進入身體等等。如果覺得規則太多記不住，請想像一下江戶時代的庶民生活，儘量付諸實踐。也許在現代會有些困難，但只要把飲食的步調放慢一些，積在大腦和身體中的毒素肯定會比以前減少很多。

釋放大腦毒素的生活，就是自然的生活

在家做家事的時候也是一樣。用洗衣皂清洗衣物，在有紫外線除菌效果的陽光下曬乾。勤快清除住家灰塵。天氣好的時候曬棉被除菌。像以前構造簡陋卻通風良好的住宅一樣，打開窗戶換氣。把藥物控制在必要的最小限度。不要使用除菌用品、合成清潔劑、漂白劑和殺蟲劑，即使汙漬比較難去除，也要用天然成分的肥皂來洗。若要驅蟲，使用以藥草為原料的產品。

一口氣改變原本的生活是很難的，應該也有人認為現代的做法才是合理。從能做的事情開始做起，一個一個慢慢來也沒關係。讓生活越接近自然，你的大腦和身體中的毒素就會越來越少。

高寶書版集團
gobooks.com.tw

HD 139
腦排毒飲食法
腦科醫生推薦的7天實踐食譜，幫你驅除腦霧，防健忘、抗失智，喚醒大腦防禦力
脳の毒を出す食事

作　　者　白澤卓二、小田真規子
譯　　者　高秋雅
主　　編　吳珮旻
編　　輯　鄭淇丰
封面設計　林政嘉
內頁排版　賴姵均
企　　劃　鍾惠鈞
版　　權　蕭以旻、顏慧儀

發 行 人　朱凱蕾
出　　版　英屬維京群島商高寶國際有限公司台灣分公司
　　　　　Global Group Holdings, Ltd.
地　　址　台北市內湖區洲子街88號3樓
網　　址　gobooks.com.tw
電　　話　（02）27992788
電　　郵　readers@gobooks.com.tw（讀者服務部）
傳　　真　出版部（02）27990909　行銷部（02）27993088
郵政劃撥　19394552
戶　　名　英屬維京群島商高寶國際有限公司台灣分公司
發　　行　英屬維京群島商高寶國際有限公司台灣分公司
初版日期　2022年5月

NOU NO DOKU WO DASU SHOKUJI
by Takuji Shirasawa (Author), Makiko Oda (Cooking expert)

Original Japanese language edition published by Diamond, Inc.
This Complex Chinese edition translation rights arranged with Diamond, Inc.
through jia-xi books co., ltd.

國家圖書館出版品預行編目（CIP）資料

腦排毒飲食法：腦科醫生推薦的7天實踐食譜,幫你驅除腦霧,防健忘、抗失智,喚醒大腦防禦力/白澤卓二,小田真規子作；高秋雅譯. -- 初版. -- 臺北市：英屬維京群島商高寶國際有限公司臺灣分公司, 2022.04
面；　公分. --（HD 139）

譯自：脳の毒を出す食事

ISBN 978-986-506-396-2（平裝）

1. CST: 健腦法　2.CST: 健康飲食　3.CST: 食譜

411.19　　111004639

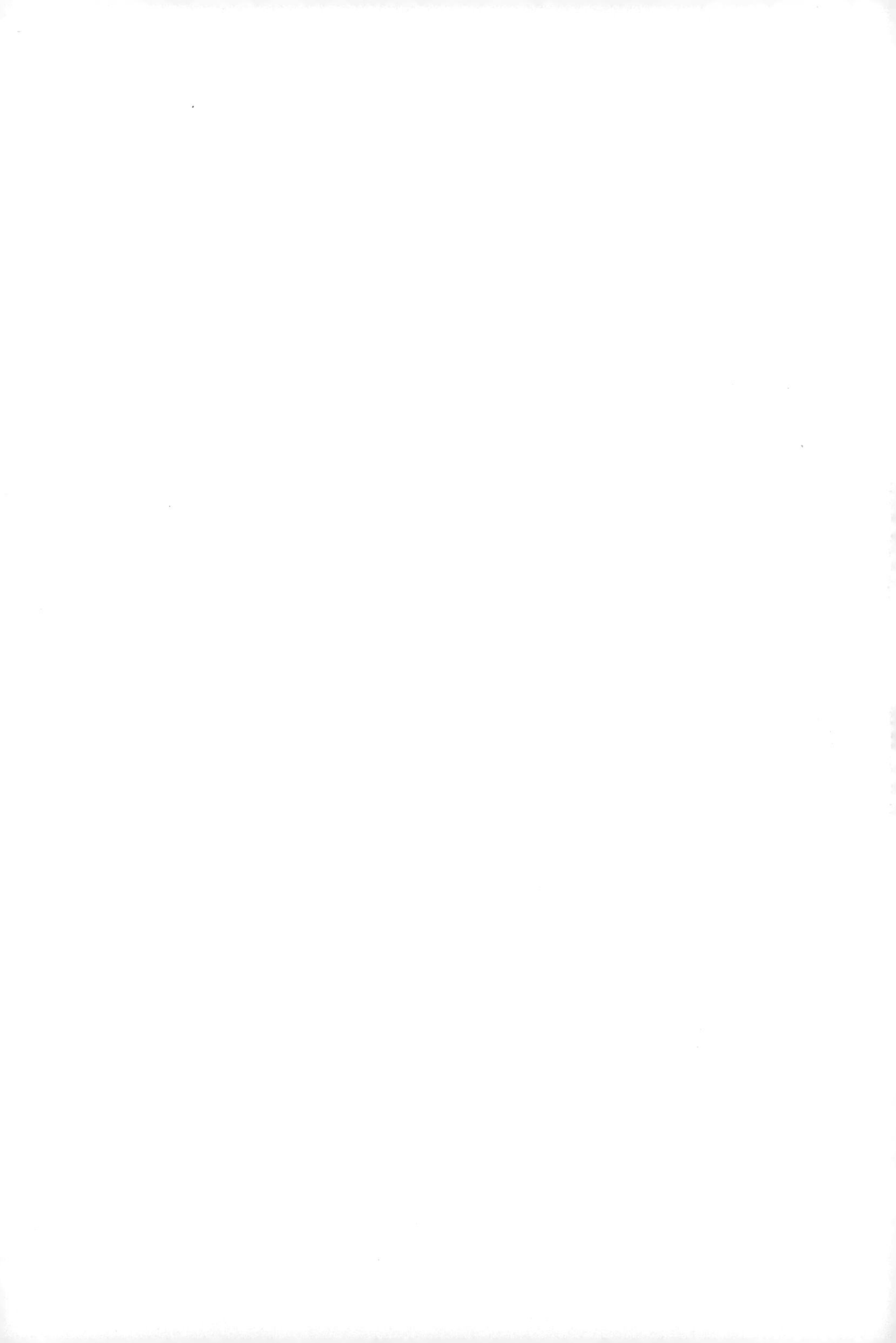

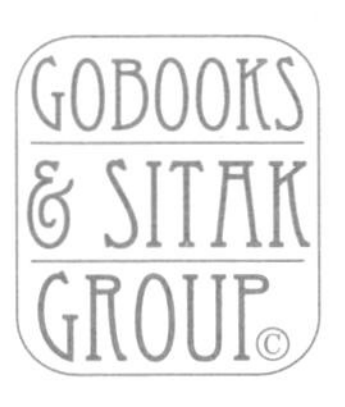
GOBOOKS
& SITAK
GROUP©